SHOCK WAVE THERAPY IN PRACTICE
MULTIDISCIPLINARY MEDICAL APPLICATIONS

冲击波疗法
在医学多学科的应用

主　编　Heinz Lohrer
　　　　Ludger Gerdesmeyer

主　译　马跃文
副主译　张　带

译　者（按姓氏笔画排序）
王晓青　朱佳琪　关爱琳　牟　宏　杨念宇　张　瑜　张　静
赵迎娱　赵君怡　姜冬蕾　姜异凡　海　虹　舒湘宁

翻译秘书　韩　昆

中国教育出版传媒集团
高等教育出版社·北京

图字:01-2021-6915 号

First published in English under the title

Shock Wave Therapy in Practice: Multidisciplinary Medical Applications

edited by Heinz Lohrer and Ludger Gerdesmeyer

Copyright © Level10 Buchverlag Daniela Bamberg, 2014

Chinese language translation edition published by Higher Education Press Limited Company, Copyright © 2022

图书在版编目（CIP）数据

冲击波疗法在医学多学科的应用 /（德）海因茨·罗勒（Heinz Lohrer），（德）卢德格尔·戈德斯梅耶（Ludger Gerdesmeyer）主编；马跃文主译；张带副主译 . -- 北京：高等教育出版社，2022.7

书名原文：Shock Wave Therapy in Practice：Multidisciplinary Medical Applications

ISBN 978-7-04-058697-8

Ⅰ. ①冲… Ⅱ. ①海… ②卢… ③马… ④张… Ⅲ. ①冲击波－应用－医学－研究 Ⅳ. ① R-05

中国版本图书馆 CIP 数据核字（2022）第 094984 号

CHONGJIBO LIAOFA ZAI YIXUE DUOXUEKE DE YINGYONG

| 策划编辑 | 吴雪梅 高新景 | 责任编辑 | 高新景 | 封面设计 | 李小璐 | 责任印制 | 赵义民 |

出版发行	高等教育出版社	网　　址	http://www.hep.edu.cn
社　　址	北京市西城区德外大街4号		http://www.hep.com.cn
邮政编码	100120	网上订购	http://www.hepmall.com.cn
印　　刷	三河市春园印刷有限公司		http://www.hepmall.com
开　　本	787mm×1092mm　1/16		http://www.hepmall.cn
印　　张	13.25		
字　　数	300千字	版　　次	2022 年 7 月第 1 版
购书热线	010-58581118	印　　次	2022 年 7 月第 1 次印刷
咨询电话	400-810-0598	定　　价	88.00元

本书如有缺页、倒页、脱页等质量问题，请到所购图书销售部门联系调换

版权所有　侵权必究

物 料 号　58697-00

中文版序

冲击波在自然界无处不在，20世纪初，首先被德国实业家克劳德·道尼尔（Claude Dornier）发现，后被奥地利－捷克物理学家恩斯特·马赫（Ernst Mach）所证实，随后在他们的倡导下，使其有了服务于人类的可能。80年代，具有高能量的医用聚焦式体外冲击波被引入国内，主要用做泌尿外科的碎石工具。90年代，安全系数更高的、能量较低的、医用发散式体外冲击波（实为压力波）研制成功；在21世纪初被引入国内，获得国家食品药品监督管理总局核准，最早被用在慢性疼痛的治疗和康复领域。

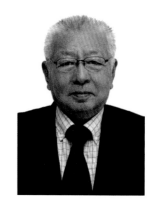

因为它是介于保守治疗和开刀手术之间的、颇有新意的，又有安全、有效、纯物理和无副损伤的特点，在随后10多年多学科医疗实践中，经过包括马跃文教授在内的国内一批颇具发散思维素质的跨学科、跨领域、跨层次的专家、学者、教授、医师、技师的共同努力，在其各自学科领域内结合自己的专业特点，将冲击波技术或用于各种病痛的治疗和康复，或作为深入研究的课题，皆收获了令人满意的硕果。

冲击波疗法作为非药物疗法家族中可供选用的一种"无病防、有病治、治后康、康后健"的技术，已获得各临床学科的认同。

据我所知，冲击波疗法所产生的奇效，不仅仅映显在马跃文教授至亲的身上，在各地、各学科领域里也屡见不鲜，就连马教授本人也是受益者之一，恰因此，马教授才从一位旁观者转而成为认同者，又从一般的认同者转变成为将冲击波用作自己医疗工作的首选技术、用作自己科研工作研究方向的研究者。通过她及其团队的共同努力，辛劳成果已多有面世，并已为海内外相关领域同行认可。

这本原著的作者群都是工作在一线的专家，他们用理论作依、实践成果作据，以完整详实的资料、实事求是地撰写出一部关于冲击波机制与各相关领域实践经验的专著献给读者。今次，又有马教授及其团队这一群颇具超前思维素质、立足本职、充满活力，既有扎实理论、又有精湛技艺，更有关心民众福祉心肠、一直奋战在临床一线工作的年轻菁英们，在临床工作之业余，准确作译，使这一原著内容得以尽快地展现在国人面前，其精神之可嘉，应予给赞。

基于两个团队一个共同的表现：勇于创新、实事求是，我欣然认可为这本译著作序。

他山之石，可以攻玉。我信心满满地认为这本译著的面世，以其详实的内容，一定会、也一定能给读者以有益的启迪，冀望有更多的跨学科、跨领域、跨层次的朋友们奉献出更多更好的、理论与实践相结合的应用和科研成果，旨在促进中国医用冲击波事业的创新发展，造福人类。

崔健君　谨识于工作室

2020 年 8 月 22 日

中文版前言

许多人认识冲击波都是源于"冲击波的碎石作用",但是我们所要讨论的冲击波能量相对低得多,适应病症也广得多。10年前,我偶然遇到冲击波。当时我父亲患糖尿病已30余年,出现蹋趾远端坏死,任凭怎样先进的换药处理亦不能阻止末端持续变黑,做了1次几分钟的冲击波治疗后,接下来的几天足趾远端黑痂就不再继续扩大。此后每周行1次治疗,仅仅4次创口就痊愈了。从此,我就痴迷上了冲击波治疗。2014年结识了于晓彤先生,更让我对冲击波治疗有了全新的认识。于先生是瑞士Storz冲击波在中国区的总代理,他本人也被冲击波的疗效深深吸引,在2007年将其引入中国市场,并大胆尝试了冲击波与中医的针灸理论相结合去干预多种疾病,自己以及亲戚朋友均成为试验对象,取得了很多令人兴奋的结果。我在他身上学习、见识了很多,深刻体会到了冲击波的"神奇"之处。

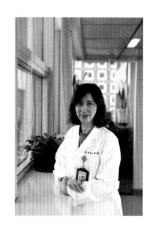

见识了冲击波许多不同寻常的疗效,才更加喜欢它,也愿意为它的推广、普及和使更多人受益做些什么。近几年来,冲击波因其治疗运动损伤的良好效果已在我国迅速开展,但仍处于初期,所治疗的病种有限,疗效不一。本书并未讲解常见的冻结肩、肌肉肌腱劳损等问题,而是通过讲述在多个不同学科的初步应用,使我们眼界大开。从冲击波物理学基本原理到生物学应用基础,再到临床的多学科实践,包括骨科运动损伤相关疾病(关节置换术后、骨折愈合障碍),创口不愈合,皮肤橘皮组织,心绞痛,牙龈袋,涎石症等疾患,均取得了非常满意的疗效。如股骨头缺血坏死,该病是一种比较常见的疾病,除手术疗法外,疗效确切的非手术治疗几乎就是空白,冲击波凭借其快速、显著的疗效有望成为早期和后期不适合手术患者的首选治疗方式,书中对此进行了细致的描述。

本书基本上都是由在一线从事临床工作的人员完成,书中详细阐述了治疗前后的变化,各种病症治疗剂量、疗程、疗效以及可能出现的不良反应,尚附有大量生动的图片。相信对于康复科、疼痛科、骨科、中医科等学科的医生和治疗师掌握冲击波适应证、准确调整剂量和拓展临床思维均有一定的帮助。

冲击波在康复科的应用，是迄今我所了解的若干种物理治疗因子中，见效最快、适应证最宽泛、疗效最持久的治疗手段。其在中国医科大学附属第一医院康复科的使用，几乎涵盖了本科所有疾病，并均取得了非凡的疗效。随着冲击波使用时间的延长，相信它的适应证会进一步拓宽，希望更多对冲击波治疗感兴趣的人员积极参与到其各种适应证的开发和治疗剂量的不断完善中，为人们健康作一些贡献。

崔健君教授受邀做序，因他是对冲击波有深刻理解的前辈；于晓彤先生多年来对冲击波适应证的开发报以极大的热情，本书也是在他的积极支持下得以出版；中国医科大学附属第一医院康复科的同事们孜孜以求地对每个细节翻译进行反复推敲，让我甚为感动，在此一并表示感谢！

马跃文
2020 年 8 月

原著序

在过去的 20 年里，体外冲击波疗法（ESWT）已经从体外碎石（ESL）扩展到一些不同的医学学科。

体外冲击波疗法是一种保守、非侵入的治疗方式，副作用很少且多数很轻微。

通过查阅文献，我们可以获得大量且不断增多的关于冲击波的知识。基础研究为冲击波治疗在细胞和亚细胞水平上的作用机制提供了依据，而临床研究也展示了冲击波对不同适应证的安全性和有效性。与医学其他领域的研究相比，冲击波治疗有大量相关的高质量论文（一级证据）。

一些关于新适应证的有趣报道引起了科研团体的重视，并代表了"当前最好的证据"。

目前，科研文章和专著主要集中在体外冲击波疗法应用的特定领域（如肌肉骨骼疾病）。几乎没有关于体外冲击波疗法在不同领域综合应用的概述。

这本书超越了体外冲击波疗法应用的局限性，对体外冲击波疗法在不同医学领域的应用进行了概述。优秀的作者们有趣地展示了在各自工作领域应用冲击波的丰富经验和对冲击波的总体认识，会对医学大家庭同行的思维和工作产生一定的影响。

以冲击波的应用为媒介，让我们得以摆脱固有思维，彼此相互了解冲击波在人体不同组织的作用。我们非常感谢本书的作者在这本综合教材中介绍他们的工作，我们也感谢 Storz 公司从构思到出版对本书的大力支持，我们也非常感谢与作者进行最初沟通的 Pavel Novak 博士。

这本书的出版离不开 Tanja Nauck 博士的帮助，她审阅了所有的初稿，并对结构进行统一调整，以方便阅读，她同时负责与出版商、赞助商和编辑之间的联络和协调。

这本书阐述了冲击波为什么以及如何发挥作用，全面介绍了体外冲击波疗法的基础知识和实际操作应用，对初学者和经验丰富的医疗工作者都适用，我们希望这有助于实现将从事体外冲击波治疗的学者紧密联系在一起的目标。

Heinz Lohrer 和 Ludger Gerdesmeyer
2014 年 7 月，法兰克福

原著前言

冲击波治疗需要治疗者对病变部位有良好的解剖学知识和精准的技术，以便使冲击波集中在一个确切的点上，尽可能减少累及周边组织，除了需要丰富的治疗经验和良好的灵活性外，还需要具备超声图像和 X 线诊断的全面知识。

正确熟练的操作技术以及训练有素的医生是治疗成功的重要前提，影响治疗效果的一个关键点是严格选择适于 ESWT 治疗的疾病，也就是要精确而严谨地掌握其适应证。

这本冲击波治疗手册涵盖了冲击波疗法及其生物学效应的物理原理，并讲述了冲击波疗法的个体病理基础知识和应遵循的治疗方案。

冲击波生物效应的很多理论知识都是欧洲各科研团体的研究成果，在本书中引用了许多他们的实验和病例研究。

基于这些高质量的科学实验，作者以一种详细但不冗长的方式阐明冲击波治疗多种疾病的可行性。

总之，可以说本书对于从事冲击波治疗的医务工作者来说是必不可少的指南，不仅能提供科研和临床知识，还能了解实际操作的细节，这些对于操作者来说是至关重要的，绝非微不足道。

Sergio Russo

Naples Federico II 大学，骨科专业，2014 年 5 月

目录

物理学：聚焦式冲击波和放散式冲击波

聚焦式和放散式冲击波的基本物理信息

/ Pavel Novak

摘要

在临床实践中，聚焦式冲击波和放散式压力波都有应用。虽然从物理学术语的角度来讲并不正确，但是放散式压力波通常被称作放散式冲击波。冲击波和压力波的不同之处不仅在于它们的产生方式、物理性质，还在于所使用标准参数的大小和对组织的穿透深度。平面冲击波是一种特殊类型的聚焦式冲击波，也称作无焦点式冲击波。平面冲击波与放散式冲击波相似，作用表浅，只产生轻微疼痛感。总体说来，冲击波、压力波和超声波都属于声波。

聚焦式冲击波、无焦点式冲击波和放散式压力波不完全相同。

聚焦式冲击波

什么是冲击波？

爆炸时，或闪电或飞机突破音障时，大气中会产生冲击波。冲击波是一种声脉冲，其具有正压振幅高和压力相对于周围瞬时增加的特点。

冲击波和压力波为脉冲形式，而超声波为连续振动。

例如，爆炸产生的冲击波可以从产生处瞬间传播到远处并把玻璃震碎。尽管冲击波与超声波相似，但冲击波的压力振幅比超声波大得多。因此，必须考虑到冲击波在传播介质（水、人体组织）中由于声传导的非线性因素导致的冲击波压力振幅瞬间增加的现象。此外，超声波是在有限频宽内周期性振动（图 1）；而冲击波的特征则是单个的、大部分是正压的脉冲，随后是一个相对较小的张力波成分（负压脉冲）（图 2），其脉冲的频率范围在几千赫兹到 10 MHz 之间，甚至更高 [22, 23, 24]。

聚焦式冲击波的产生

聚焦式冲击波分为液电式、压电式或电磁式。液电式冲击波发生装置在波源处直接生成冲击波；而压电式和电磁式冲击波装置则经过波的突增和叠加后生成冲击波，这意味着冲击波在焦点处生成。不同类型发生装置产生的冲击波具有不同大小的聚焦区，从医学的角度来讲这一点很重要。压电式冲击波发生装置产生的冲击波焦点最小，而液电式装置产生的冲击波焦点最大。由此可得出结论，特定治疗所需的冲击波剂量

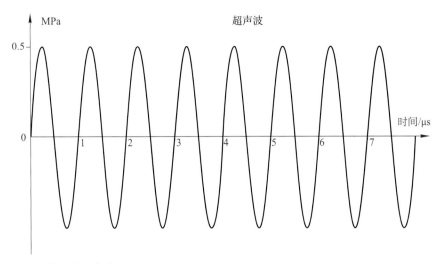

图 1　典型的超声波信号

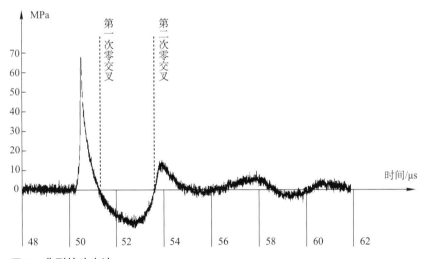

图 2　典型的冲击波

部分取决于所采用的冲击波装置的类型[22, 24]。

　　由于冲击波波源直径的尺寸比焦点大，冲击波能量可以通过一个较大的耦合区域导入体内，因此几乎不产生损伤和疼痛。冲击波的大部分能量仅在体内较小的聚焦区处释放（图 3）。

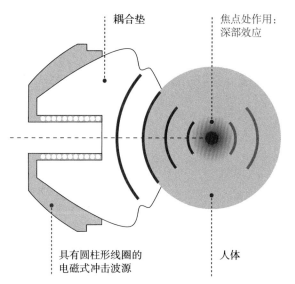

耦合垫　　　　　　　焦点处作用：
　　　　　　　　　深部效应

具有圆柱形线圈的　　　　　人体
电磁式冲击波源

弧形抛物面将电磁式圆柱面压力波集中到焦点，在焦点处由于突增和叠加效应形成冲击波。

图3　聚焦式冲击波在人体内的能量释放

冲击波的传播（反射、折射、散射）

冲击波是一种声波，可以在介质中传播并且几乎没有能量损失，前提是由声阻抗（Z）决定的声音传播特性没有发生很大的变化。声阻抗（Z）定义如下：

$$Z = \rho c$$

ρ 为介质的密度
c 为该介质中的声速

声学特性在声传导界面处发生改变，并在此处释放能量；折射、反射、散射和衍射等现象也在此界面处发生，人们通常从光学知识中了解这些现象。

冲击波与光类似，在声传导界面处发生反射。两种介质的声阻抗差异越大，这种效应越强。

所以冲击波在体外借助某种介质（通常是水）产生，这种介质的声阻抗通常与人体组织基本相同。在耦合垫和患者皮肤之间的耦合区中，任何滞留的空气都可能阻碍冲击波的传播，必须通过使用耦合剂或薄水膜来消除这些空气。

除此之外，冲击波传播路径中不能有充满气体的器官（肺、肠）或大型骨骼结构。这些器官阻碍冲击波传播至靶组织，会削弱预期的治疗效果，因为不同组织间声阻抗变化巨大（气体 / 软组织、软组织 / 骨骼）。气体 / 软组织界面处的能量释放可能会导致局部出血。由于冲击波的反射现象，作用于骨骼的冲击波能量会引发疼痛（骨膜对于疼痛十分敏感），并且在骨骼处冲击波能量会有一个明显衰减（这个特点可以用于骨不连治疗）。

滞留在冲击波源和身体之间的空气或气泡会显著削弱冲击波的治疗效果。

冲击波的参数、冲击波的测量、冲击波压力

用压力传感器进行测量是识别冲击波特性的首选方法[17]。医学中使用的冲击波（图 2）通常具有 10 ~ 100 MPa 的最大压力峰值，这相当于大气压的 100 ~ 1 000 倍。压力上升时间极短，为 10 ~ 100 ns，取决于所使用的冲击波生成系统。脉冲持续时间为 0.2 ~ 0.5 μs，比下述的医用压力波持续时间短很多。冲击波的另一个特征是具有一个相对较小的负压波，压力值大约是峰值压力的 10%。

冲击波焦点、聚焦区

冲击波的焦点定义为压力分布模型中压力大于等于峰值压力 50% 的区域（图 4）。这一区域也被称作 –6 dB 聚焦区，或用缩写 FWHM（半峰全宽）来描述。

5 MPa 治疗区

冲击波能发挥全部治疗作用的区域取决于所选择的能量水平；也就是说，冲击波在体内治疗区的大小与 –6 dB 聚焦区不完全相同，可能比之更大或更小。所以定义了另一个参数来描述治疗区域，这一参数与冲击波的治疗效果更加密切相关，不是基于相对值（与中心峰值压力的比值），而是基于一个绝对值，即 5 MPa 压力（50 bar）。因此，5 MPa 聚焦区被定义为冲击波压力大于等于 5 MPa 的空间区域。该定义基于这样一种假设：存在一个特定的压力值，小于该压力值时，冲击波没有或仅

治疗区域的大小取决于所选择的能量水平，并且通常大于焦点区域。

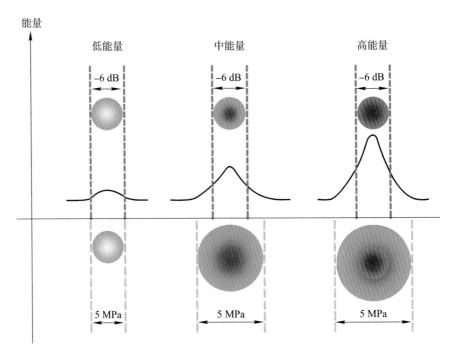

聚焦区是能量强度最大的区域，其大小基本上与所选择的能级无关。相反，治疗区域随能量水平设置的增加而增加。

图 4　不同能量设置下 –6 dB 聚焦区和 5 MPa 治疗区示意图（译者绘制）

有较弱的治疗效果。

　　5 MPa 这一压力值并无科学依据，但上述定义也反映出选择不同的能量水平会导致治疗区域发生变化。与治疗区不同，即便能量设置发生变化，–6 dB 聚焦区也保持不变（图 4）。

能量（E）

　　尽管现在更重视能流密度这一参数，冲击波能量仍然是医用冲击波的一个重要参数。能量由压力波 $p(t)$ 的时间曲线积分确定，与声阻抗（Z）成反比：

$$E = \frac{A}{Z} \int p^2(t)\, \mathrm{d}t$$

式中 A 为参考面，可以是焦点直径，可以是 5 MPa 区域的直径，也可以是任意定义的区域。

区别在于，压力对时间的积分是仅包含正压成分（E_+)，还是也包含负压的张力波成分（$E_总$)。总能量通常用 E 表示（没有角标）。冲击波脉冲的声能以毫焦耳（mJ）表示。通常情况下，每次治疗施加几百或几千个冲击波脉冲，这意味着施加的总能量是通过乘以脉冲数来计算的[22, 24]。

能流密度（*EFD*)

冲击波的治疗效果取决于冲击波的能量是分布在一片较大的区域，还是集中在治疗区域（聚焦区域）。能量的集中程度是通过计算单位面积的能量得到的（*E/A*)：

$$EFD = E/A = \frac{1}{Z} \int p^2(t)\, \mathrm{d}t$$

能流密度的单位是毫焦耳 / 平方毫米（mJ/mm^2)。此处需再一次区分是只对正压部分积分，还是包括压力曲线的负压部分。如果不指定指数（*EFD*)，通常认为正压（压缩）和负压（张力）成分都包含在压力曲线中（总能流密度）。

最初的冲击波系统配有液电式冲击波发生器。不同于今日，当时能量级别的单位不是 mJ/mm^2，而是定义为电压值（kV）（表1)：

表 1　OssaTron 液电式冲击波设备（瑞士 HMT 公司）的典型电压值和能流密度（mJ/mm^2）对应关系

	能级规范		
电压 /kV	14	24	28
能流密度 / (mJ/mm^2)	0.18	0.30	0.40

不同的冲击波传播场

根据冲击波源的不同设计，冲击波传播场不一定具有典型聚焦式冲击波的特征 [17]，这些冲击波形式被称作"散焦式"或"平波式"冲击波，可通过改良反射器和 / 或冲击波源类型来产生（图 5）。这种冲击波的优势在于，单个脉冲可治疗更大体积的组织，但由于每个脉冲的激发能量不变，因此作用于组织的最大强度随之减小。并且，由于折射和干涉现象，在整个横断面内不可能产生强度恒定的真正的平面冲击波。

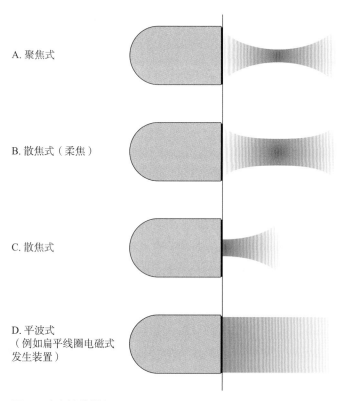

A. 聚焦式

B. 散焦式（柔焦）

C. 散焦式

D. 平波式
（例如扁平线圈电磁式
发生装置）

图 5　冲击波传播场

冲击波的物理效应

界面处的直接效应　冲击波和超声波的特性并不相同。超声波对组织施加频率为几兆赫兹的高频交变负载，导致组织发热、撕裂和高振幅

治疗性超声波通常导致组织发热。

空化[7, 8]。

在众多因素中，冲击波的效果由向前的直接动力作用（沿冲击波传播方向）决定，这种动力效应引发脉冲传导至界面，强大到能击碎肾结石的程度[4, 5]（图6）。通常动力效应只发生在声阻突然改变的界面处（例如骨小梁），在均匀介质中几乎不发生（组织、水）。

组织中的直接效应——机械转导　当冲击波穿过组织时，会引起高的压力梯度变化（约160 MPa/mm），压力、张力和剪切力导致细胞骨架的机械形变会刺激和激活细胞和细胞基质，触发体内各种愈合生化过程。这种现象在软组织治疗中尤为明显[2, 12, 18]。聚焦式冲击波使预期效果集中于靶区域，减少甚至避免治疗区以外的副作用。

间接效应——空化效应　冲击波除了在界面处有直接动力效应，在特定介质中还会发生一种被称作空化效应的现象，例如在水中，在一定程度上也发生在组织中[7, 15]。空泡的破裂会导致冲击波或微射流的形成。空泡破裂形成的微射流具有很高的能量和穿透力，所以它们不仅能破坏坚硬的结石表面，也能穿透小血管的管壁，还会造成微出血和细胞膜穿孔。空化效应不单发生在聚焦区域，只是在聚焦区域处尤为显著[10, 22, 24]。

> 冲击波的聚焦可以对特定区域进行有针对性的治疗。

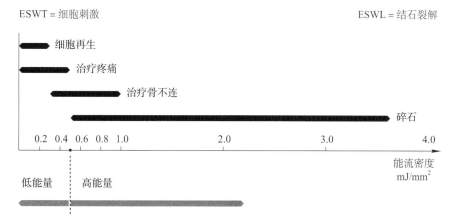

图6　医用冲击波的典型应用范围和相对能量级别[14]

聚焦式冲击波的定向应用　冲击波的定向应用要求冲击波系统的聚焦区对准体内的治疗区。当治疗结石（碎石术）、骨骼和特定组织结构（例如钙化）时，可以用 X 线或超声进行定位。在疼痛治疗中，必须与患者进行有效沟通以确定最痛点。这种生物反馈方法可以定位许多或浅或深的治疗点。

放散式压力波

什么是放散式压力波？

除了上文中描述的聚焦式冲击波，放散式压力波在现代医学中也有应用。气压弹道式放散式压力波诞生于 20 世纪 90 年代，是冲击波的一种低成本替代品，尤其体现在肌肉骨骼疾病的治疗中。由于营销方面的原因，放散式压力波自进入医学领域以来一直被称为放散式冲击波，一些适应证和治疗结果也确实与冲击波非常相似。所以除了 ESWT 这一缩写，也使用"放散式冲击波疗法（RSWT）"这一术语。从物理学术语角度来说，把放散式压力波称作冲击波并不正确。放散式压力波的脉冲长度远大于冲击波的脉冲长度。压力波的波长为 0.15 ~ 1.5 m，而聚焦式冲击波的波长约为 1.5 mm。这也解释了为什么压力波不能如同冲击波那样以聚焦形式出现[9]。

在英语国家，为了明确区分放散式压力波和冲击波，放散式压力波疗法越来越多地被称作"体外脉冲激活疗法（EPAT）"。

放散式压力波的产生

压力波由固体之间的碰撞产生（图 7）。首先，使用压缩空气（类似于气枪）将射弹加速到几米每秒的速度（5 ~ 25 m/s，远低于水中声速 1 500 m/s），撞击冲击体（探头）后突然减速，弹性悬浮的探头与患者待治疗部位的皮肤直接接触（其间最好使用超声耦合剂或按摩油）。当射弹与探头撞击时，其部分动能传递到探头，随后探头以低速（通常小于 1 m/s）进行短距离（通常小于 1 mm）平移运动，直到耦合区域组织或压力波手柄使探头减速。探头的运动从接触点传递到组织，从此处

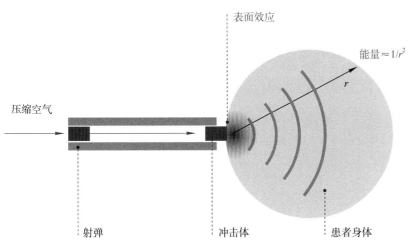

图7　气压弹道式压力波的形成及其表面效应

开始以"放散式"压力波的形式发散地传播。

　　首先，压力脉冲的作用时间由探头的平移快慢决定，而且在组织内，单波作用时间通常为 0.2 ~ 5 ms，而冲击波的作用时间为 0.2 μs，这意味着作用于组织的压力脉冲比冲击波的时间长 1 000 倍。放散式压力波典型的峰值压力为 0.1 ~ 1 MPa，而冲击波的最大压力为 10 ~ 100 MPa，即与冲击波相比低了 99%[22, 24]。换言之，相较于冲击波，放散式压力波在组织上的作用时间较长，峰值较低。

　　射弹和探头的碰撞也会在探头中产生高频声波（固体载声）。由于两种介质（金属、水）声阻抗差异巨大，振荡能量中只有一小部分（约 10%）可传到组织或水中。高频声振所包含的能量（图8 中所展示）远远小于低频压力脉冲的能量[21]。

压力波的传播

　　此处所述的压力波源于探头的作用点，并向邻近组织放散式传播[9]。诱发出的压力波能量密度随着与作用点距离的增加而迅速下降（与 r^2 成反比），因此能量最强的点是探头的作用点，即在皮肤表面（图8）。

压缩空气加速射弹，撞击探头，导致其阻尼振荡向身体放散式传播。

冲击波和压力波的振幅相差 10 ~ 100 倍。

放散式压力波的治疗深度可达 2 ~ 5 cm，但以体表最强。

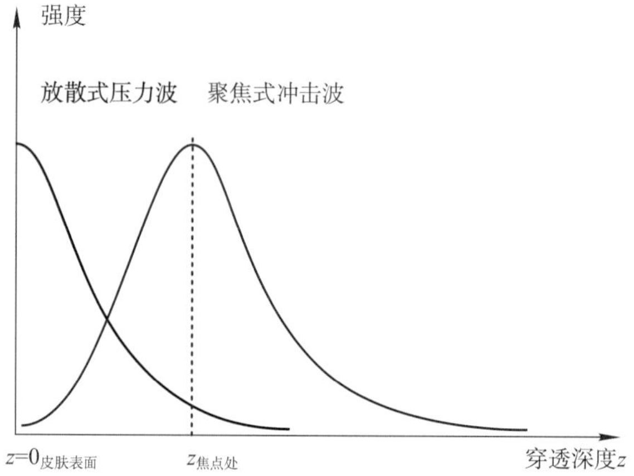

图 8　聚焦式冲击波和放散式压力波在人体内不同深度的强度差异

冲击波在焦点（深处）具有最大强度，放散式压力波在进入身体处（皮肤表面）具有最大强度。

压力波参数、压力波测量

由于与冲击波相比，压力波具有显著延长的脉冲持续时间和更低的压力振幅，因此压力的测量（MPa）和能流密度的计算（mJ/mm^2）无法作为判别压力波特性的恰当方法。计算以 mJ/mm^2 为单位的能流密度通常是为了描述低强度高频（在 100 kHz 范围内）振荡。低强度振荡对于治疗效果的贡献值得怀疑，因为其穿透深度只有几毫米[1]。

射弹的不同移动距离与传递到组织内的力存在相关性（图 9）。然而，由于这些参数由探头类型决定，因此通常引用驱动和加速射弹的压力作为强度参数。这种方法类似于在聚焦式冲击波中使用电压（kV）这一参数。

因此，对于所施加强度更好的衡量方式是皮肤表面的冲击力[9]，该参数是所用冲击力 $F(t)$ 的函数：

$$I = \int F(t)\, \mathrm{d}t$$

这一参数还考虑到了所用探头的类型，其单位为毫牛·秒（mN·s）。

12

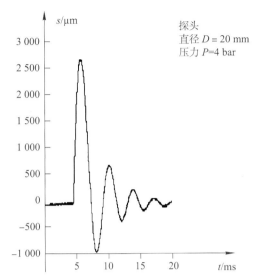

探头
直径 $D = 20$ mm
压力 $P = 4$ bar

s 为探头偏移距离。

图 9 空气中 4 bar 驱动压力下 D_{20} 探头的偏移程度

压力波的医学效应

放散式压力波在组织中产生振荡，由此改善微循环并增强代谢活动 [17]。尽管放散式压力波有众多治疗成果，但迄今，几乎没有任何科学研究来探究放散式压力波的确切生物学效应。

冲击波和压力波的比较

冲击波和压力波的不同之处不仅在于物理特性和产生方式，还在于所使用标准参数（压力振幅、脉冲持续时间、冲力等）的大小和所能穿透组织的深度（表 2）。尽管两者存在物理差异，且治疗部位因此而不同（表浅或深处的靶区域），但它们的刺激作用治疗机制似乎存在一定相似性。例如，对于表浅疼痛，放散式压力波是理想的治疗方式；在肌筋膜疼痛综合征的治疗中，放散式压力波甚至作为一种必不可少的肌肉松解技术，用于聚焦式冲击波作用之前或之后。而局部痛点、慢性肌腱附着点病变和深处触发点则需使用聚焦式冲击波治疗 [16]。平波式 / 散焦式冲击波更适合治疗肌肉触发点和皮肤 / 美容相关适应证 [6]。

表 2　冲击波和压力波的主要物理差异

比较项目	冲击波	压力波
压力	100 ~ 1 000 bar	1 ~ 10 bar
脉冲持续时间	≈0.2 μs	0.2 ~ 0.5 ms
冲击力	100 ~ 200 mN · s	0.5 ~ 2 mN · s
压力梯度	100 ~ 150 MPa/mm	0.1 ~ 0.5 kPa/mm
压力场	聚焦式	放散式
穿透深度	深达 200 mm	表浅 0 ~ 50 mm
作用	细胞水平	组织水平

（杨念宇）

参考文献

1.	Auersperg, V., Buch, M., Dorfmüller, Ch., Gerdesmeyer, L., Gleitz, M., Hausdorf, J., Kuderna, H., Maier, M., Neuland, H., Rädel, R., Rompe, D., Schaden, W., Siebert, W., Thiele, R., Thiele, S., Waubke, A.M., Wille, G.,: DIGEST-Leitlinien zur Extrakorporale Stoßwellentherapie; www.digest-ev. de. 2012.

2.	Barthel, J. et al.: BIOMECHANICAL AND BIOCHEMICAL CELLULAR RESPONSE DUE TO SHOCK WAVES, Conference paper, Duke University Durham, Dept. of Mechanical Eng. and Material Science 2008.

3.	Cacchio, A., Paolini, M., Barile, A., Don, R., de Paulis, F., Calvisi, V., Ranavolo, A., Frascarelli, M., Sautilli, V., Spacca, G.: Effectiveness of Radial Shock Wave Therapy for Calcific Tendinitis of the shoulder: Single-Blind, Randomized Clinical Study. Phys Ther. 2006; 86: 672–682.

4.	Chaussy, C., Schmiedt, E., Brendel, W.: Extracorporeally induced destruction of kidney stones by shock waves. Lancet. 1980; 2: 1265.

5.	Chaussy, C., Schmiedt, E., Jocham, D., Brendel, W., Forssmann, B., Walther, V.: First clinical experiences with extracorporeally induced destruction of kidney stones by shock waves. J. Urol.1982; 127: 417.

6.	Christ, C., Brenke, R., Sattler, G., Siems, W., Novak, P., Daser, A.: Improvement in skin elasticity in the treatment of cellulite and connective tissue weakness by means of extracorporal pulse activation therapy, Aesthetic Surg J. 2008; 5: 538–544.

7.	Church, C.: A theoretical study of cavitation generated by an extracorporeal shock wave lithotripter, J.Acoust.Soc.Am. 1989; 86: 215.

8.	Church, C.: The risk of exposure to diagnostic ultrasound in postnatal subjects, J.Ultrasound Med. 2008; 27:565–592.

9.	Cleveland, R.O., Chitnis, P.V., Mcclure, S.R. †: Acoustic field of a ballistic shock wave therapy device, Ultrasound in Med. & Biol. 2007; Vol. 33, No. 8: pp. 132 7–1335.

10.	Coleman, A.J., Sounder, J.E.: Acoustic cavitation generated by an extracorporeal shockwave lithotriptor. Ultrasound in Med&Biol. 1987; 13(2):69–76.

11.	Crum, L.A.: Cavitation on microjets as a contributary mechanism for renal calculi disintegration in ESWL. J. Urol. 1988; 140: 1587.

12.	Delhasse, Y., Neuland, H., Bloch, W.: Influence of focused and radial shock wave treatment on the behavior of human mesenchymal stem cells (MSCs) in the range of tissue repair, 10th ISMST Congress, Sorrento. 2009.

13.	Delius, M., Draenert, K., Al Diek, Y., Draenert, Y.: Biological effects of shock waves: in vivo effect of high energy pulses on rabbit bone. Ultrasound Med. Biol. 1995; 21: 1219.

14.	Dreisilker, U.: Enthesiopathies, level10 Verlag. 2010:39.

15.	Forssman, B., Hepp, W.: Stoßwellen in der Medizin, Medizin in unserer Zeit 4: 10, Church, C.: A theoretical study of cavitation generated by an extracorporeal shock wave lithotripter. J. Acoust. Soc. Am. 1989; 86: 215.

16.	Gleitz, M.: Die Bedeutung der Trigger-Stoßwellentherapie in der Behandlung pseudoradikulärer Cervicobrachialgien. Abstracts 53. Jahrestagung der Vereinigung Süddeutscher Orthopäden e.V. April 2005; Nr. 32 8.

17.	Grecco, M.V., Brech, G.C., D'Andrea Grev, J.M.: One-year treatment follow-up of plantar fasciitis: radial shockwaves vs. conventional physiotherapy. Clinics 2013. 68(8): 1089–1095.

18.	Mariotto, S. et al.: Extracorporeal shock waves: From lithotripsy to anti-inflammatory action by NO production Nitric Oxide. 2005; 12: 89–96.

19.	Novak, P.: Energy transmission with radial pressure waves, ISMS 2011.

20.	Übelacker, et al.: Pressure pulse/shockwave for generating waves having plane, nearly plane, convergent off target or divergent characteristic, US 8,535,249, 2013.

21.	Überle, F., Rad, A.J.: Ballistic Pain Therapy Devices: Measurement of Pressure Pulse Parameters. Biomed Tech. 2012; 57 (Suppl. 1).

22.	Wess, O.: Physikalische Grundlagen der extrakorporalen Stoßwellentherapie, Journal für Mineralstoffwechsel. 2004; 4: 7.

23.	Wess, O.: Physics and technology of shock wave and pressure wave, ISMST Newsletter. 2007.

24.	Wess, O., Ueberle, F., Dührssen, R.N., Hilcken, D., Krauss, W., Reuner, T., Schultheiss, R., Staudenraus, I., Rattner, M., Haaks, W., Granz, B.: Working Group Technical Developments Consensus Report. In: Chaussy, C., Eisenberger, F., Jocham, D., Wilbert, D. (eds.): High Energy Shock Waves in Medicine. Georg Thieme Verlag. Stuttgart. 1997.

机械力的转导：机械刺激的生物学作用剖析

冲击波和压力波如何启动愈合过程

/ Wilhelm Bloch，Frank Suhr

摘要

生物组织受各种应力模式调节，除激素调节外，与炎症和代谢相关的机械性刺激在调节生物结构中也发挥重要作用。待机械性刺激转化为生物化学信号后，特定的信号通路将参与后续的信号转导。细胞内部和周围存在着多种机械应力感受器和介质。

原则上，机械力的间接和直接感受器不同。作用于细胞内环境的机械性刺激转导是间接过程，而在细胞表面或细胞内部的转导则是直接过程。间接和直接的机械应力感受器和介质在很大程度上决定了细胞、组织的功能和结构可塑性。

干细胞的生长、分化和迁移及内皮转化均表明诱导的可塑性。冲击波产生的机械性刺激，可以诱导细胞和组织可塑性，进而发生不同变化。现在已经很清楚，冲击波可产生机械力转导，并引发一系列生物信号及组织和细胞变化，但是机械转导及机械生物学反应的具体机制还需要继续研究。

冲击波可产生机械力转导。

引言

肌腱、软骨、骨骼肌、内皮细胞和上皮细胞对机械应力敏感。不同的应激刺激可调节、处理和维持各种生物结构，其中最具代表性的是激素刺激、炎症刺激、代谢刺激和机械刺激。本篇重点介绍机械刺激对生物体的影响，尤其是冲击波产生的机械刺激。特别强调以下几个方面：

❘ 机械转导的定义及过程；
❘ 机械刺激如何影响组织可塑性；
❘ 这些刺激因素如何参与依赖干细胞的调节；
❘ 冲击波的疗效如何用机械刺激解释。

机械转导的定义

一般来说，机械转导是指细胞感知并传递外在机械力的过程。定义为："机械转导是将机械刺激转化为生化信号的细胞过程，从而使细胞能够适应其物理环境[9]。"

机械刺激引起两种反应：一种是功能性反应，即机械应力对受影响的细胞产生快速功能性反应；另一种是结构性反应，即施加较长时间的机械应力会重塑并改变组织结构。这些主要的变化引起组织结构和功能上的适应。

重塑是指某种组织适应其环境以维持组织完整性的一种基本生物学过程。

在复杂的细胞级联反应的起始阶段，机械力传入可感知的组织中。随后，机械刺激在细胞内转化成生化信号，并激活下游的靶分子，此种激活导致分子水平上的细胞信号级联反应。这种级联反应也可以被其他刺激激活，如激素、炎症或代谢刺激，从而引起不同来源的信号整合。经整合的初始机械刺激的下游信号直接引发信号传播。在这一阶段，细胞发生功能性应答，如细胞的迁移或分泌；特定的转录因子被激活进入细胞核，诱导和调节特定的基因转录[34]。

第二信使是由特定物质激活的细胞信号系统，如激素及其受体，以放大信号转导通路。

细胞直接对机械力作出反应时，快速出现细胞重组，如蛋白质合成、蛋白质定位、蛋白质降解、蛋白质和基因的翻译后修饰。这与间接介质（如生长因子）和感受器等形成强烈对比，它们需要数秒才能到达最终目的地——细胞核。机械刺激的间接、直接介质和感受器不单独起作用，这两个系统之间存在着密切的联系和相互作用，从分子角度去分析和理解，发现这一网络及其相互依存关系极为复杂。

机械感受器

机械感受器不仅存在于细胞系统的外周。已证实大量机械感受器存在于细胞内部，其原因可能是机械信号同时存在于细胞外基质（ECM）和细胞质中[26]。

对间接和直接机械感受器进行区分很重要，因为它们可能具有不同的生物学功能。

有必要根据转导部位对间接和直接机械感受器进行区分（图 1）。间接转导过程是指机械刺激从细胞外部进入细胞内环境，直接转导过程是指细胞表面或细胞内进行的转导。

间接和直接介质共同决定了细胞应答和长期适应。图 1 呈现了一些介质，而这些介质又代表了很多蛋白质。

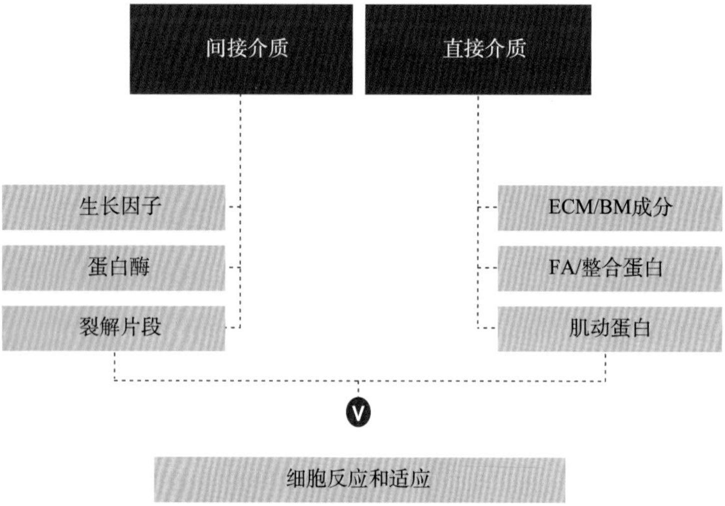

图 1　机械转导由间接和直接两种介质进行转导

BM：基底膜；ECM：细胞外基质；FA：黏着斑

细胞外基质是指在细胞外环境中由多种不同蛋白质化合物组成的具有组织依赖性的高度有序结构。

间接介质

生长因子和激素是最具特征的间接感受器和机械应力介质。细胞外的生长因子和激素感知机械刺激并将其转导至细胞受体。在细胞外基质中，这些分子主要通过共价键与硫乙酰酸肝素蛋白多糖（HSPG）相连。细胞外储存的生长因子和激素对细胞的快速反应和长期适应都至关重要。

蛋白多糖是一大类具有多种生物学功能的高分子糖蛋白化合物。

生长因子和激素需从各自的螯合蛋白多糖中分离并释放到细胞外才能发挥其机械转导功能[26]。

随后，游离的分子可以与受体结合，这些受体主要是跨膜受体，如酪氨酸激酶受体。生长因子和激素与其受体的结合诱导了细胞质中的分子信号转导，其主要机制是激活不同的信号级联反应，调节多种快速反

应和 / 或永久适应。生长因子和激素能够：

| 调节在蛋白质转化中起主要作用的基因表达谱和信号；
| 转导信号，影响细胞代谢和线粒体生物合成；
| 直接信号通路可引发细胞结构、细胞钙处理、细胞氧化还原信号、蛋白质转位、蛋白质束、蛋白质组装和蛋白质构象的改变。

近年来，另一类有趣的间接介质成为人们关注的焦点：不同家族的蛋白酶，特别是半胱氨酸（组织蛋白酶 L）和金属蛋白酶（MMP-2 和 MMP-9）。人体组织中的机械力激活这些蛋白酶，从而导致位于基底膜的胶原蛋白和蛋白多糖裂解[25, 27]。基底膜成分的裂解片段（如内皮抑素）被释放，随后将机械刺激"运输"到位于细胞膜上的受体系统。目前，只确定了这些系统中的一部分。因此，蛋白酶在机械触发瞬间裂解和加工不同种类的细胞外基质成分，除释放生长因子和激素外，还具有间接机械转导等重要功能[26]。

> 基底膜和间质性基质是细胞外基质的组成部分。

直接介质

在间接机械转导中，受到机械刺激后，分子必须从细胞环境中释放出来，才能使其受体转化为生化信号；与之相反，机械力的直接感受器和介质则不需要此步骤。

这类介质中最为重要的分子概述如下。

细胞间的接触（包括钙黏蛋白和缝隙连接）在细胞间的机械力转导以及随后的机械力转化为生理信号的过程中都起着关键作用。钙黏蛋白是一种钙离子依赖性的跨膜糖蛋白，它能保护和稳定细胞间黏附，这类蛋白可作为细胞分化的重要信号介质，由此可看出其重要性。在真核细胞中，钙黏蛋白通过与肌动蛋白骨架相连的 α 和 $\beta-$ 连环蛋白亚基在细胞内传输信号。

> 钙黏蛋白是负责细胞之间黏附的一类重要的蛋白质家族。

缝隙连接作为细胞间的通道，由连接小体构成。每个连接小体由六个连接蛋白组成，在细胞膜上形成一个半管，与邻近细胞的连接小体对接形成完整小管。因此，缝隙连接是在小管形成过程中起作用的蛋白质簇。这种细胞之间的导管在直接信号转导中起着关键作用，因为许多分子可以通过这些导管从效应细胞转移到靶细胞。缝隙连接也可运输核苷酸，这对基因表达的调控很重要（用于蛋白质合成的氨基酸，用于能量供应的 ATP，葡萄糖，大量的离子，水）。

在细胞内，细胞骨架作为机械感受器和机械力发生器，是机械转导的主要组成部分。细胞骨架由细胞骨架蛋白构成，细胞骨架蛋白则由微丝、微管和中间丝三类蛋白质组成。

微丝是一组蛋白质，在细胞运动、细胞机械稳定、信号传播和机械力的产生中起核心作用。微丝蛋白由肌动蛋白和肌球蛋白组成，它们相互作用产生机械力。微管是第二种细胞骨架，由管状结构组成。与微丝类似，微管也参与细胞运动、稳定和信号转导。

微管的另一个主要职责是运输囊泡和细胞器，因为它们与运动蛋白（如动力蛋白和驱动蛋白）相关。中间丝介于微丝和微管之间，在细胞变形和运动过程中提供额外的结构和机械支持。

原则上，所有细胞骨架成分都能感知机械应力并对其做出反应。在机械应力作用下，信号将在细胞外或细胞内产生。除了经典的细胞骨架蛋白外，还有其他几种蛋白质与这些蛋白质相连，并作为细胞内的重要机械感受器[10, 11]。

细胞外基质中的许多分子也是机械感受器。这些分子包括很多分子量大且高度糖基化的蛋白质及具有高亲和力和强结合力的黏着斑复合物。由于这些分子与跨膜蛋白的紧密连接，以及随后跨膜蛋白与细胞骨架的连接，这些细胞外成分将机械应力转化为生化信号。在这个复杂蛋白质网络的下游，各种信号分子被激活或抑制，以调节细胞对机械刺激的反应和适应。

跨膜蛋白与细胞膜内侧的不同的分子簇相连，形成细胞 – 胞外基质黏附。这种细胞 – 胞外基质黏附称为黏着斑。黏着斑可由多达 50 个分子组成，并且是机械刺激的关键感受器和介质，因为这些蛋白束与细胞质中的肌动蛋白骨架直接相连。整联蛋白是黏着斑家族中的重要蛋白质。

整联蛋白直接或间接地与细胞内信号分子相连，这些信号分子与黏着斑具有一致性。整联蛋白黏着斑由约 160 个元件组成，这些元件与全部网络的元件之间存在近 700 个连接[5]。

机械刺激诱导的细胞生物效应

当机械应力作用于软骨、肌腱、骨骼肌和血管系统时，一些重要的细胞生物学效应引发组织的可塑性。

肌腱和软骨是典型的受高强度机械力作用的结缔组织，主要由成纤维细胞和软骨细胞组成，这些细胞几乎包含了一整套将机械刺激转化为生化信号的介质和传感器。一旦刺激被转导，就会激活或抑制激酶介导的信号通路，以调节不同基因的转录（如胶原蛋白或蛋白多糖的编码基因）。在肌腱中，由体育锻炼引起的机械刺激最终会使组织强度增加[1]。

胶原中交联蛋白的变化和受刺激韧带中纤维形态的变化导致肌腱强度改变，这是值得讨论的问题[8, 14]。

最近已经证明，机械刺激对重要信号分子的活化具有快速且显著的作用。研究者采用猪髌骨和股骨关节软骨，以剂量和时间依赖的方式，评估动态和静态负荷对蛋白激酶 B（Akt）的影响。在研究中发现，两种机械负荷都对软骨中 Akt 磷酸化有显著影响。与未加负荷的对照组软骨相比，机械撞击 300 s 后磷酸化 Akt 下调。这些发现表明，Akt 活性的改变可能在细胞信号通路、软骨反应和延时适应中起关键作用。

在生理条件下，机械信号转导对骨骼的结构完整性也具有非常重要意义。相应的信号调节骨形成和骨吸收。机械信号以强度依赖的方式作用于细胞，以诱导骨骼沉积或吸收。这些信号的生理水平对保持健康的骨骼强度和结构至关重要[13]。

骨骼肌对机械刺激也很敏感，可以在功能和结构上受机械转导的调

激酶是一种高度专一的酶，介导磷酸基团从载体蛋白运输到靶蛋白，从而对细胞信号转导起到至关重要的作用。

节。肌纤维和周围细胞是骨骼肌组织的肌细胞组成部分，以类似肌腱和软骨组织的方式暴露于机械负荷。它们产生骨骼肌特异性蛋白，如肌动蛋白和肌球蛋白。骨骼肌组织对机械刺激产生不同程度的反应和适应。机械应力激活骨骼肌成分不同的信号级联反应[31]。

已有研究表明，高强度的骑车运动对骨骼肌线粒体中的呼吸链有强烈的影响，从而推测机械应力可诱导骨骼肌代谢能力产生适应性变化。机械刺激以这种方式参与调节骨骼肌损伤后的再生[17, 30]。在最近对咬肌的一项研究中证明，肌肉组织似乎可控制特定阈值而调节磷酸化 Akt 的活性[15]。

最新研究结果表明，体育锻炼与振动训练相结合可使工作状态的骨骼肌受到高强度的机械刺激，从而诱发骨骼肌细胞外基质快速启动重塑[25]。细胞外基质的重塑可以通过细胞外基质中分子的裂解和裂解产物（如介导特定信号效应的内皮抑制素）的释放引发间接的机械转导。在这种机械应力作用下，运动后 4 h 内，内皮抑制素、XVIII 胶原 C 端裂解片段和 MMP-2、MMP-9 均升高。这一发现可能揭示了机械力参与骨骼肌组织快速重塑的机制。最近的一项研究（Suhr & Bloch，未发表数据）发现，剧烈的离心（肌肉延长）跑步运动导致大鼠骨骼肌中细胞外基质和结缔组织相关基因表达的下调，这表明离心刺激可能影响骨骼肌基因活性。

机械应力也可以持续影响血管系统，后者是一种易受机械刺激影响的高敏感性的空腔结构，尤其是内皮细胞会受到血流剪切力的影响。已有研究表明，剪切力可激活内皮细胞中的内皮型一氧化氮合酶（eNOS）等信号分子[18]。机械负荷影响血管系统的功能和结构完整性。这些过程的机制与在骨骼肌中观察到的类似：机械应力可激活间接（如 MMPs 和 GFs）和直接（如整合素、胶原蛋白和蛋白多糖）的介质和传感器，这些介质和传感器可激活内皮细胞中不同的信号级联反应，从而调节内皮细胞的增殖和迁移等反应[26]。

除血管壁外，血细胞也容易受到机械应力的影响。近年来的研究表明，由体育锻炼引起的剪切应力增加，可使人红细胞中的 eNOS 增多并活化，从而对微血管环境产生重要作用[28]。

细胞外基质似乎也参与了血管壁的机械转导。研究证明了内皮抑制素具有抗血管生成作用，它是一种血管张力调节因子，来源于内皮细胞基膜胶原XVIII[21]。该分子通过内皮依赖的方式激活血管系统中的 eNOS 途径，从而诱导血管舒张。此过程依赖于具有增殖和分化潜能的未分化细胞，即干细胞或祖细胞[33]。干细胞和祖细胞可通过多种刺激或机制激活并动员，其中包括机械刺激[22, 23]。

成年人干细胞主要来源于骨髓，其中含有造血干细胞和间充质干细胞（MSC）。研究证明，机械负荷的模式影响 MSC 的信号转导，从而导致 MSC 定向分化、增殖改变和基质重塑，以及进一步的生长、修复和组织再生[16]。

聚焦式超声介导的微泡刺激（hf-UMS）或冲击波治疗的机械刺激不仅影响干细胞的增殖和分化，也对干细胞迁移和干细胞内皮化移居产生影响。用 hf-UMS 对间充质干细胞进行预处理可以改善心肌内间充质干细胞的跨内皮迁移[6]。冲击波以剂量依赖模式影响间充质干细胞的迁移。除此之外，研究进一步证明，冲击波也以剂量依赖模式影响细胞的增殖和凋亡[29]。这为使用冲击波作为机械刺激的诱导剂以激活间充质干细胞以及其他类型干细胞和祖细胞提供了新的治疗选择。

利用冲击波作为机械刺激的诱导物来激活间充质干细胞的新治疗选择。

体外冲击波介导机械转导的机制

体外冲击波（ESW）产生的力由瞬时压力改变产生，这种瞬时压力改变在三维空间中传播，其波前方的压力从环境压力突然上升到最大压力[4]。在 20 世纪 90 年代初期，人们发现冲击波可以用来治疗肌腱钙化疾病。人们越来越清楚地认识到，冲击波的作用机制不能简单地用钙化斑块的破坏、诱导血管生成素等细胞因子的表达及促进血管的再生来解释[32]。

冲击波可以诱导和支持不同组织的愈合过程，如肌腱、软骨、骨骼、肌肉和皮肤[24, 35]，这就提出了潜在机制问题。现在看来，体外冲击波能诱导机械转导，通过复杂的机械作用产生治疗效果。体外冲击波治疗（ESWT）可以调节基质金属蛋白酶和白细胞介素等炎症介质的

基质金属蛋白酶是一类能够将蛋白质裂解成具有生物活性片段的酶。

表达[20]。

因此，体外冲击波似乎可在肌肉骨骼组织中产生再生和修复作用，而不仅仅是之前普遍认为的机械分解作用[32]。

尽管已证明体外冲击波具有某些生物学作用，但时至今日，对复杂机械信号转导机制的认识仍十分匮乏，尤其应该深入探索不同能流密度及频率、脉冲数和体外冲击波源类型对机械转导的作用。体外冲击波应用模式的细微变化可能对其机械生物学效应产生显著影响。最近发现，能量密度的微小变化会导致体外冲击波介导的间充质干细胞生物反应发生巨大改变[29]。

体外冲击波的最佳治疗窗范围较小。

因此，可以说体外冲击波的最佳治疗窗范围较小，需要认真调整剂量，以获得良好的治疗结果。此外，基于机械力转导的常识，可能需要考虑细胞和组织类型特异性反应。还应该注意的是，细胞外基质成分是决定上述机械信号的一个关键因素。某些证据表明，胶原蛋白的合成和细胞外基质蛋白酶活性的改变参与细胞外基质重塑[20]。而且体外冲击波还会引起基质结构的瓦解和胶原蛋白降解水平的变化[3]。因此，可以认为细胞外基质成分的改变也直接和间接导致了机械信号传递，从而解释了生物细胞对体外冲击波的应答。

可以得出结论，体外冲击波在不同组织中诱导机械转导及随之而来的生物信号反应。机械力转导和机械生物反应的确切机制还有待进一步研究。这是确定最佳治疗参数（如剂量、冲击波频率的强度）和进一步改进体外冲击波治疗技术的先决条件。

（姜异凡）

参考文献

1. **Arampatzis, A., Karamanidis, K., Morey-Klapsing, G., De Monte, G., Stafilidis, S.:** Mechanical properties of the triceps surae tendon and aponeurosis in relation to intensity of sport activity. J Biomech. 2007; 40: 1946–1952.

2. **Beauséjour, C.:** Bone marrow-derived cells: the influence of aging and cellular senescence. Handb Exp Pharmacol. 2007; 180: 67–88.

3. **Bosch, G., de Mos, M., van Binsbergen, R., van Schie, H.T., van de Lest, C.H., van Weeren, P.R.:** The effect of focused extracorporeal shock wave therapy on collagen matrix and gene expression in normal tendons and ligaments. Equine Vet J. 2009; 41: 335–341.

4. **Frairia, R., Berta, L.:** Biological effects of extracorporeal shock waves on fibroblasts. A review. Muscles Ligaments Tendons J. 2012; 1: 138–147.

5. **Geiger, B., Spatz, J.P., Bershadsky, A.D.:** Environmental sensing through focal adhesions. Nat Rev Mol Cell Biol. 2009; 10: 21–33.

6. **Ghanem, A., Steingen, C., Brenig, F., Funcke, F., Bai, Z.Y., Hall, C., Chin, C.T., Nickenig, G., Bloch, W., Tiemann, K., Focused.:** Ultrasound-induced stimulation of microbubbles augments site-targeted engraftment of mesenchymal stem cells after acute myocardial infarction. J. Mol. Cell Cardiol. 2009; 47: 411–418.

7. **Gibala, M.J., Little, J.P., van Essen, M., Wilkin, G.P., Burgomaster, K.A., Safdar, A., Raha, S., Tarnopolsky, M.A.:** Short-term sprint interval versus traditional endurance training: similar initial adaptations in human skeletal muscle and exercise performance. J Physiol. 2006; 575: 901–911.

8. **Hansen, P., Haraldsson, B.T., Aagaard, P., Kovanen, V., Avery, N.C., Qvortrup, K., Larsen, J.O., Krogsgaard, M., Kjaer, M., Peter, Magnusson, S.:** Lower strength of the human posterior patellar tendon seems unrelated to mature collagen cross-linking and fibril morphology. J Appl Physiol. 2010; 108: 47–52.

9. **Jaalouk, D.E., Lammerding, J.:** Mechanotransduction gone awry. Nat Rev Mol Cell Biol. 2009; 10: 63–67.

10. **Jeyaseelan, R., Poizat, C., Baker, R.K., Abdishoo, S., Isterabadi, L.B,. Lyons, G.E., Kedes, L.:** A novel cardiac-restricted target for doxorubicin. CARP, a nuclear modulator of gene expression in cardiac progenitor cells and cardiomyocytes. J Biol Chem. 1997; 272: 2280–2280.

11. **Kemp, T.J., Sadusky, T.J., Saltisi, F., Carey, N., Moss, J., Yang, S.Y., Sassoon, D.A., Goldspink, G., Coulton, G.R.:** Identification of Ankrd2, a novel skeletal muscle gene coding for a stretch-responsive ankyrin-repeat protein. Genomics. 2000; 66: 229–241.

12. **Kjaer, M.:** Role of extracellular matrix in adaptation of tendon and skeletal muscle to mechanical loading. Physiol Rev. 2004; 84: 649–698.

13. **Knapik, D.M., Perera, P., Nam, J., Blazek, A.D., Rath, B., Leblebicioglu, B., Das, H., Wu, L.C., Hewett, T.E., Agarwal Jr, S.K., Robling, A.G., Flanigan, D.C., Lee, B.S., Agarwal, S.:** Mechanosignaling in Bone Health, Trauma and Inflammation. Antioxid Redox Signal. 2013; Jul 1; [Epub ahead of print].

14. **Kongsgaard, M., Qvortrup, K., Larsen, J., Aagaard, P., Doessing, S., Hansen, P., Kjaer, M., Magnusson.:** SP., Fibril morphology and tendon mechanical properties in patellar tendinopa thy: effects of heavy slow resistance training. Am J Sports Med. 2010; 38: 749–756.

15. **Korkmaz, Y., Klinz, F.J., Moghbeli, M., Addicks, K., Raab, W.H., Bloch, W.:** The masticatory contractile load induced expression and activation of Akt1/PKBalpha in muscle fibers at the myotendinous junction within muscle-tendon-bone unit. J Biomed Biotechnol. 2010; 163203. Doi.

16. **Kurpinski, K., Chu, J., Hashi, C., Li, S.:** Anisotropic mechanosensing by mesenchymal stem cells. Proc Natl Acad Sci U S A. 2006; 103: 16095–16100.

17. **Mackey, A.L., Esmarck, B., Kadi, F., Koskinen, S.O., Kongsgaard, M., Sylvestersen, A., Hansen, J.J., Larsen, G., Kjaer, M.:** Enhanced satellite cell proliferation with resistance training in elderly men and women. Scand J Med Sci Sports. 2007; 17: 34–42.

18. **Michel, T., Feron, O.:** Nitric oxide synthases: which, where, how, and why? J Clin Invest. 1997; 100: 2146–2152.

19. **Niehoff, A., Offermann, M., Dargel, J., Schmidt, A., Brüggemann, G.P., Bloch, W.:** Dynamic and static mechanical compression affects Akt phosphorylation in porcine patellofemoral joint cartilage. J Orthop Res. 2008; 26(5): 616–23.

20. **Notarnicola, A., Moretti, B.:** The biological effects of extracorporeal shock wave therapy (eswt) on tendon tissue. Muscles Ligaments Tendons J. 2012; 17: 33–37.

21. **O'Reilly, M.S., Boehm, T., Shing, Y., Fukai, N., Vasios, G., Lane, W.S., Flynn, E., Birkhead, J.R., Olsen, B.R., Folkman, J.:** Endostatin: an endogenous inhibitor of angiogenesis and tumour growth. Cell. 1997; 88: 277–285.

22. **Rabbany, S.Y., Heissig, B., Hattori, K., Rafii, S.:** Molecular pathways regulating mobilization of marrow-derived stem cells for tissue revascularization. Trends Mol Med. 2003; 9: 109–117.

23.   **Schmidt, A., Ladage, D., Schinkothe, T., Klausmann, U., Ulrichs, C., Klinz, F.J., Brixius, K., Arnhold, S., Desai, B., Mehlhorn, U., Schwinger, R.H., Staib, P., Addicks, K., Bloch, W.:** Basic fibroblast growth factor controls migration in human mesenchymal stem cells. Stem Cells. 2006; 24: 1750–1758.

24.   **Shrivastava, SK., Kailash.:** Shock wave treatment in medicine. J Biosci. 2005; 30: 269–275.

25.   **Suhr, F., Brixius, K., de Marees, M., Bolck, B., Kleinoder, H., Achtzehn, S., Bloch, W., Mester, J.:** Effects of short-term vibration and hypoxia during high-intensity cycling exercise on circulating levels of angiogenic regulators in humans. J Appl Physiol. 2007; 103: 474–83.

26.   **Suhr, F., Brixius, K., Bloch, W.:** Angiogenic and vascular modulation by extracellular matrix cleavage products. Curr Pharm Des. 2009; 15: 389–410.

27.   **Suhr, F., Rosenwick, C., Vassiliadis, A., Bloch, W., Brixius K.:** Regulation of extracellular matrix compounds involved in angiogenic processes in short- and long-track elite runners. Scand J Med Sci Sports. 2009.

28.   **Suhr, F., Porten, S., Hertrich, T., Brixius, K., Schmidt, A., Platen, P., Bloch W.:** Intensive exercise induces changes of endothelial nitric oxide synthase pattern in human erythrocytes. 2009; 20: 95–103.

29.   **Suhr, F., Delhasse, Y., Bungartz, G., Schmidt, A., Pfannkuche, K., Bloch, W.:** Cell biological effects of mechanical stimulations generated by focused extracorporeal shock wave applications on cultured human bone marrow stromal cells. Stem Cell Res. 2013; 11: 951–964.

30.   **Tatsumi, R., Sheehan, S.M., Iwasaki, H., Hattori, A., Allen, R.E.:** Mechanical stretch induces activation of skeletal muscle satellite cells in vitro. Exp Cell Res. 2001; 267: 107–114.

31.   **Tidball, J.G.:** Mechanical signal transduction in skeletal muscle growth and adaptation. J Appl Physiol. 2005; 98: 1900–1908.

32.   **Wang, C.J.:** An overview of shock wave therapy in musculoskeletal disorders. Chang Gung Med J. 2003; 26: 220–232.

33.   **Wenzel, D., Schmidt, A., Reimann,K., Hescheler, J., Pfitzer, G., Bloch, W,. Fleischmann, BK.:** Endostatin, the proteolytic fragment of collagen XVIII, induces vasorelaxation. Circ Res. 2006; 98: 1203–1211.

34.   **Wu, M., Fannin, J., Rice, K.M., Wang, B., Blough, E.R.:** Effect of aging on cellular mechanotransduction. Ageing Res Rev. 2011; 10: 1–15.

35.   **Zhao. Z., Ji, H., Jing, R., Liu, C., Wang, M., Zhai, L., Bai, X., Xing, G.:** Extracorporeal shock-wave therapy reduces progression of knee osteoarthritis in rabbits by reducing nitric oxide level and chondrocyte apoptosis. Arch Orthop Trauma Surg. 2012; 132: 1547–1553.

思考模式变换：体外冲击波疗法在生长板上的应用

青少年跟骨骨骺炎的治疗

/ Tanja Nauck，Heinz Lohrer，Jakob Schöll

摘要

背景

跟骨骨骺炎（Sever 病）是从事体育运动儿童的跟骨骨突的过度使用性损伤，相关症状由活动负荷引起，并可能随着负荷的增加而加重，从而导致运动能力下降。

治疗儿童足跟痛的常见方法有：休息、足跟垫高、矫形、离心运动和理疗。但是，这些方法用于治疗跟骨骨骺炎患者缺乏科学依据，且短近期效果并不理想。本研究目的是在小样本病例系列中分析放散式冲击波治疗儿童跟骨骨骺炎的有效性。

患者和方法

对 2005—2012 年笔者所在机构的医疗记录进行了回顾性调查，找到了曾接受放散式冲击波治疗的顽固性跟骨骨骺炎患者。在治疗后 1～8 年（中位时间 7 年）对患者进行电话随访，结果采用德语版维多利亚运动协会跟腱评估问卷（VISA-A-G）进行分析。此外，也对满意度、并发症发生率和个体运动参与度进行了评估。

结果

在 2005—2012 年，5 名青少年患者（3 名女性，2 名男性）接受了 2～5 次放散式冲击波治疗，患者年龄 9～12 岁（中位年龄 12 岁），其中左踝受累 2 例、右踝受累 3 例。在随访中，所有患者德语版维多利亚运动协会跟腱评估问卷（VISA-A-G）评分均达到最高分 100 分。

5 位患者中有 4 位认为放散式冲击波治疗很成功，而 1 位患者认为冲击波疗效不理想；5 位患者中有 3 位至少恢复了他们受伤前从事的专项运动；2 位患者因个人原因及其他骨科疾病改变了自己的运动项目。在所有患者中，没有观察到冲击波相关的副作用。

结论

这几个试验性病例表明，冲击波是治疗青少年跟骨骨骺炎（Sever病）的一种很有前景的疗法，应进行进一步的对照研究来评估体外冲击波相关的愈合反应。

背景

跟骨骨骺炎（Sever病）最早由 Sever 于 1912 年提出[19]。常发生在青春期前和 8~15 岁青少年的跟骨骨骺[6, 17, 20]。基本上这是一种自限性疾病，60% 的病例双侧受累[15]，男孩比女孩更易患病[14]。

跟骨骨骺炎的发病常与运动相关[1]，并妨碍运动。在疾病早期，青少年抱怨后足跟疼痛逐渐加重，这种疼痛在运动时加剧、休息后减轻[1, 15]。孩子、家长和教练经常把这种情况误认为跟腱病。

跟骨骨骺炎被认为是一种自限性的、过度使用所导致跟骨隆起的损伤。

跟骨骨骺炎的病因至今仍不完全清楚[24]，有以下几种理论：青春期前身高增长迅速，加上跟腱/小腿三头肌复合结构张力相对增高，增加了对骨骺的牵引力，并对跟骨骨骺生长板产生剪切力。发病诱因可能包括足型异常（如扁平足、高足弓）、感染、反复微损伤引起的炎症、肥胖及穿劣质或破旧鞋类[6, 9, 13, 18, 24]。

检查。

查体可发现跟骨后部疼痛，后跟骨挤压试验阳性，踝背屈活动度受限[13, 21, 23]。足部 X 线检查可排除其他可能的病理原因[13, 23]。然而，影像学对于跟骨骨骺炎准确诊断的有效性仍存在争议[13, 15]。根据经验，症状的出现通常先于影像学表现。

治疗。

一般采用保守治疗，包括休息、暂停或调整可诱发疼痛的体育活动、抬高足跟、器械矫形、小腿肌肉拉伸、离心性运动、冰疗、超声波治疗和抗炎治疗等[3]。然而，尚无前瞻性随机对照试验研究这些治疗的效果。

跟骨骨骺炎的症状及其迁延不愈的特性通常令青少年及他们的父母

32

和教练沮丧，因为他们中大多数从事的都是竞技运动。

自 20 世纪 90 年代以来，冲击波已成功用于治疗成年人的各种骨骼和肌腱病变。因冲击波可能损伤骨骺板，所以冲击波治疗禁用于儿童[22]。然而，最近发现放散式体外冲击波疗法（rESWT）治疗青少年胫骨结节骨骺炎（Osgood Schlatter 病）时并没有副作用[12]。本研究的目的是评价 rESWT 治疗跟骨骨骺炎的有效性和安全性。

ESWT 在青少年的应用。

材料和方法

患者

笔者回顾了所在机构的医疗记录，挑选出 2005—2012 年接受放散式体外冲击波治疗跟骨骨骺炎（Sever 病）的病例。

笔者的研究。

结果评价

所有纳入患者均通过电话随访，随访时间中位数为 7 年（1～8 年）。德语版维多利亚运动协会跟腱评估问卷（VISA-A-G）作为主要评估方法，患者按要求完成德语版维多利亚运动协会跟腱评估问卷（VISA-A-G）[10]。维多利亚运动协会跟腱评估问卷（VISA-A）和德语版维多利亚运动协会跟腱评估问卷（VISA-A-G）是量化评估跟腱病、跟骨后滑囊炎患者疼痛相关活动受限的有效而可靠的工具[10, 11]，得分范围为 0～100 分，0 分表示无法活动和最大程度疼痛，100 分表示最大范围（不受限制）的活动并且无疼痛。患者对冲击波的满意度作为次要评估指标，分级为优良、良好、一般和差；结果为良好、优良的代表治疗成功，一般或差为治疗不成功。同时也评估了运动恢复的情况和治疗期间及治疗后并发症（表 1）。

在电话采访中还询问了患者的总体满意度。运动恢复的程度分为4 个等级（①未恢复运动；②恢复运动但未达到期望的 / 先前的运动；③恢复到期望的运动但未恢复到受伤前的水平；④恢复到期望的运动，达到或超过受伤前水平）。患者需要详细说明自己在患病前和随访中的具体运动和运动水平，然后使用踝关节活动评分对各自特定的运动和运动水平进行分级[5]。

放散式体外冲击波治疗

所有患者均接受放散式体外冲击波治疗（Duolith SD1，Storz medical AG；CH）。放散式冲击波作用于跟骨后部的内、外侧，平行于并沿着骨骺生长板方向。患者接受 2~5 次冲击波治疗，中位时间间隔 6.5 d（3~90 d），每次治疗的中位脉冲数 2 000 点（1 200~2 000 点），能量密度的中位数为 2.0 bar（1.6~2.5 bar），均不使用局部麻醉（表 2）。

统计分析

由于患者数量少，采用描述性分析（中位数和范围）进行统计。

结果

患者

2005—2012 年，5 例（3 例女性，2 例男性）有症状的跟骨骨骺炎患者接受了放散式体外冲击波治疗。患者年龄为 9~12 岁（中位年龄 12 岁），冲击波治疗之前症状持续时间为 3~36 个月（中位时间 5 个月），其中左踝受累 2 例，右踝受累 3 例。在进行放散式体外冲击波治疗前，所有患者保守治疗失败，并且因活动负荷引起疼痛而不能参加特定的运动。

德语版维多利亚运动协会跟腱评估问卷（VISA-A-G）

随访时，所有 5 例患者的德语版维多利亚运动协会跟腱评估问卷（VISA-A-G）评分均为 100 分。

患者满意度

5 位患者中有 4 位认为冲击波治疗很成功，而 1 位患者认为冲击波疗效略差。这位特殊的病例是 1 位年轻的足球运动员，在最后 1 次放散式冲击波治疗后的第 3 个月进行了手术治疗。当时，他患有跟骨骨骺近端撕脱性骨折并发跟骨后滑囊炎（骨折相关的）（图 1）。

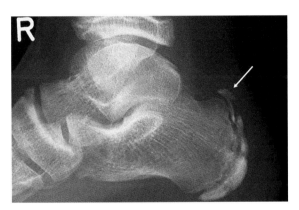

图 1 跟骨骨骺近端撕脱性骨折（近端）（箭头）

5 位患者在电话随访中全部表示满意，其中 3 位已经恢复了受伤前的运动项目和强度；其余 2 位患者虽然恢复了运动，但运动强度较低，其中 1 位因脊椎和膝关节损伤导致活动减少，另一位则出于与骨科疾病无关的个人原因。

踝关节活动评分

患者受伤前踝关节活动评分的中位数为 9（范围 5 ~ 9）。随访时，踝关节活动评分的中位数为 7（范围 4 ~ 9）。

并发症发生率

在对患者医疗记录的分析和电话随访中，没有记录到放散式体外冲击波治疗的副作用。

表 1　患者特点及治疗结果（PT = 物理治疗，US = 超声波治疗）

患者编号	1	2	3	4	5
年龄 / 岁	12	9	12	12	12
性别	男	女	女	男	女
受累下肢	右	左	左	右	右
之前的保守治疗	PT、US、鞋垫、减少运动	PT、US、贴扎、鞋垫、减少运动	PT、停止运动	停止运动、注射治疗	PT、鞋垫、减少运动
冲击波治疗前临床症状出现时间 / 月	4	12	3	5	36
Sever 病前的运动项目	足球	蹦床	三项全能	足球	体操、田径
随访时的运动	足球	武术	三项全能	足球	现代舞
随访时间 / 年	7	8	1	3	8
随访时 VISA-A-G 评分	100	100	100	100	100
随访时患者满意度	是	是	是	是	是
冲击波相关并发症	否	否	否	否	否

表 2　放散式体外冲击波用于跟骨骨骺炎患者的治疗推荐

治疗次数	3 ~ 5
治疗间隔	5 ~ 14 d
能量密度	1.6 ~ 2.5 bar
脉冲数	2 000
探头	R15

讨论

这是第 1 篇评估放射式冲击波治疗跟骨骨骺炎的疗效和副作用的报道。这项小样本病例研究证明放散式体外冲击波是安全有效的。一般认为跟骨骨骺炎是自限性疾病，随着骨突生长板的强化而痊愈。这一过程类似于其他骨软骨病变，如胫骨结节骨骺炎（Osgood Schlatter 病）。

这些年轻的患者在他们的特定运动项目中大多才华横溢、雄心勃勃，若自行恢复可能耽误 1 ~ 2 年的时间，这会影响他们运动生涯的前途。因此，他们及其父母不可能采取观望态度，治疗医师必须根据治疗的效果、副作用、成本比来选择保守治疗方案。

ESWT 是一种安全有效的、用于治疗跟骨骨骺炎的方法。

直到目前，将体外冲击波疗法用于生长板都是严格禁止的 [22]。这一建议是根据以往的 1 项大鼠对照实验得出的结论，在该实验中，单次（非生理性）高能（20 kV）聚焦式体外冲击波在胫骨近端骺板上引起了局灶性发育不良病变 [25]。最近，1 项针对犬胫骨的研究使用了类似于人体上应用的高能聚焦式体外冲击波，这项研究没有发现有害影响，而是呈现出生长激活的趋势 [16]。这些学者得出结论，在人类生长板上应用 ESWT 不仅不会有危险，实际上反而会有治疗效果。同样，笔者的研究并没有发现对跟骨骨突生长板的不良作用。

在文献中，通常认为跟骨骨骺炎是骨骼未发育成熟的运动员因过度使用而出现的损伤 [3, 15]。笔者同意这些结论，因为所有的病患都是对所从事的运动项目颇具雄心的运动员。利用 MRI，在"跟骨骨突旁干骺端"发现了应力性水肿 [17]，虽然不是每个病例中都会出现这样的改变，但笔者认为 MRI 可以显示出在超声和 X 线检查中看不到的病理改变（水肿）。

曾有文献报道 1 例完全性跟骨撕脱骨折，切开复位并行内固定治疗 [8]。在本篇的这个病例中可能会有这样的疑义：跟骨骨突近端撕脱骨折是否与冲击波作用于跟骨骨突有关。然而，此患者初次就诊时就已经诊断了撕脱，而且这是在开始冲击波治疗的 4 周之前。当时笔者希望放散式冲击波治疗能够使位移很小的骨折碎片愈合，而未进行固定。笔者从聚焦式体外冲击波治疗骨折不愈合的研究中得知，需要对骨折碎片进行内固定或外固定才能有效愈合[2]。同样，要强调体外冲击波治疗结合固定（石膏）会增加愈合的机会。

在骨科软组织损伤（肌腱疾病）的治疗中，聚焦式和放散式体外冲击波哪个更有效，这个问题尚没有答案[4]。I级证据表明，对于骨骼的适应证（骨折不愈合或延迟愈合），即使与手术相比，聚焦式体外冲击波疗法也是不错的[2]。目前还没有关于放散式体外冲击波对于骨骼适应证的报道。因此，后续研究不仅要评估体外冲击波对年轻运动员骨软骨损伤的有效性，还应比较聚焦式和放散式冲击波的疗效。

维多利亚运动协会跟腱评估问卷（VISA-A）作为一种评价特定损伤的工具，要求跟腱疾病或跟骨后滑囊炎患者根据对疼痛和功能受损严重程度的主观感受进行自主评估。VISA-A问卷常规用于评估跟腱疾病和跟骨后滑囊炎，而不适用于跟骨骨骺炎[10, 11]，然而，跟骨骨骺炎作为1种跟腱相关的超负荷损伤，会引起相似的症状，因此笔者认为VISA-A问卷也是评价跟骨骨骺炎的良好工具。

综上所述，放散式体外冲击波是治疗跟骨骨骺炎的一种很有前景的新方法。由于这种过度使用性损伤多数是自限性的，因此需要进一步的前瞻对照研究来评价体外冲击波治疗跟骨骨骺炎的疗效。

（王晓青）

参考文献

1. **Adirim, T.A., Cheng, T.L.:** Overview of injuries in the young athlete. Sports Med. 2003; 33: 75–81.
2. **Caccio, A., Giordano, L., Colafarina, O., Rompe, J.D.,Tavernese, E.:** Extracorporeal shock-wave therapy compared with surgery for hypertrophic long-bone nonunions. J Bone Joint Surg Am. 2009; 91: 2589–97.
3. **Elengard, T., Karlsson, J., Silbernagel, K.G.:** Aspects of treatment for posterior heel pain in young athletes. Open Access Journal of Sports Medicine. 2010; 1: 223–232.
4. **Foldager, C.B., Kearney, C., Spector, M.:** Clinical application of extracorporeal shock wave therapy in orthopaedics: focused versus unfocused shock waves. Ultrasound Med Biol. 2012; 38: 1673–80.
5. **Halasi, T., Kynsburg, A., Tallay, A., Berkes, I.:** Development of a new activity score for the evaluation of ankle instability. Am J Sports Med. 2004; 32: 899–908.
6. **Hendrix, C.L.:** Calcaneal apophysitis (Sever disease). Clin Podiatr Med Surg. 2005; 22: 55–62.
7. **Hunt, G.C., Stowell, T., Alnwick, G.M., Evans, S.:** Arch taping as a symptomatic treatment in patients with sever's disease: a multiple case series. The Foot. 2007; 17: 178–183.
8. **Imai, Y., Kitano, T., Nagawara, K., Takaoka, K.:** Calcaneal apophyseal avulsion fracture. Arch Orthop Trauma Surg. 2007; 127: 331–3.
9. **Kvist, M., Heinonen, O.:** Calcaneal apophysitis (Sever's disease) – a common cause of heel pain in young athletes. Scand J Med Sci Sports. 1991; 1: 235–238.
10. **Lohrer, H., Nauck, T.:** Cross-cultural adaptation and validation of the VISA-A questionnaire for German-speaking Achilles tendinopathy patients. BMC Musculoskelet Disord. 2009; 10: 134.
11. **Lohrer, H., Nauck, T.:** Validation of the VISA-A-G questionnaire for German-speaking patients suffering from Haglund's disease. Sportverletz Sportschaden. 2010; 24: 98–106.
12. **Lohrer, H., Nauck, T., Schöll, J., Zwerver, H., Malliaropoulos, N.:** Extracorporeal Shock Wave Therapy for Patients Suffering from Recalcitrant Osgood-Schlatter Disease. Sportverletz Sportschaden. 2012; 26: 218–222.
13. **Madden, C.C., Mellion, M.B.:** Sever's disease and other causes of heel pain in adolescents. Am Fam Physician. 1996; 54: 1995–2000.
14. **Manusov, E.G., Lillegard, W.A., Raspa, R.F., Epperly, T.D.:** Evaluation of pediatric foot problems: Part II. The hindfoot and the ankle. American Family Physician. 1996; 54: 1012–1026.
15. **Micheli, L.J., Ireland, M.L.:** Preventions and management of calcaneal apophysitis in children: an overuse syndrome. J Pediatr Orthop. 1987; 7: 34–8.
16. **Nassenstein, K., Nassenstein, I., Schleberger, R.:** Effects of high-energy shock waves on the structure of the immature epiphysis – a histomorphological study. Z Orthop Ihre Grenzgeb. 2005; 143: 652–655.
17. **Ogden, J.A., Ganey, T.M., Hill, J.D., Jaakkola, J.I.:** Sever's injury: a stress fracture of the immature calcaneal metaphysis. J Pediatr Orthop. 2004; 24: 488–492.
18. **Sarrafian, S.K.:** Load transmission and arches of the foot. In: Sarrafian SK, editor. Anatomy of the foot and ankle, descriptive, topographic, functional. 2nd ed. Philadelphia, PA: JB Lippincott. 1993; 557–60.
19. **Sever, J.:** Apophysitis of the os calcis. New York Med J. 1912; 95: 1025–1029.
20. **Staheli, L.T.:** ed. Sports/Foot and ankle. In: Fundamentals of pediatric orthopaedics, 2nd edn. Philadelphia: Lippincott- Raven. 1998; 111–128.
21. **Szames S.E., Forman W.M., Oster J., Eleff J.C., Woodward P.:** Sever's disease and its relationship to equinus: a statistical analysis. Clin Podiatr Med Surg. 1990; 7: 377–384.
22. **Tischer, T., Milz, S., Zysk, S., et al.:** ESWL aus der Sicht des Osteologen. J Miner Stowechs. 2004; 11: 29–35.
23. **Volpon, J.B., de Carvalho Filho, G.:** Calcaneal apophysitis: a quantitative radiographic evaluation of the secondary ossification center. Arch Orthop Trauma Surg. 2002; 122: 338–41.
24. **Walter, J.H., Ng, G.K.:** The evaluation of cleated shoes with the adolescent athlete in soccer. The Foot. 2002;12: 158–65.
25. **Yeaman, L.D., Jerome, C.P., McCullough, D.L.:** Effects of shock waves on the structure and growth of the immature rat epiphysis. J Urol. 1989; 141: 670–674.

膝关节置换术后

放散式体外冲击波治疗全膝关节置换术后韧带疼痛

/ Ludger Gerdesmeyer，Andree Krath

摘要

背景

许多随机对照试验已证实体外冲击波疗法（ESWT）能有效治疗慢性肌腱疾病。全膝关节置换术（TKA）合并外翻或内翻畸形后，常发生侧副韧带病变。目前还没有发现任何有效的治疗方法，大多数情况下，如果传统的保守治疗方法失败，则建议进行翻修手术，目前尚无体外冲击波治疗的数据报道。本研究的目的是判定体外冲击波疗法是否对侧副韧带附着点疼痛综合征的患者有效。

方法

采用放散式体外冲击波治疗全膝关节置换术后难治性侧副韧带附着点疼痛综合征患者 50 例，平均年龄为 76.4 岁，初始体重指数（BMI）为 27.1（20.3 ~ 48.8）kg/m^2。行放散式体外冲击波疗法（rESWT）：每 2 周治疗 3 次，每次 2 000 脉冲，能量密度为 3 bar，频率为 8 Hz。这项研究的主要指标是患者晨起第 1 步时主观疼痛的视觉模拟量表（VAS）评分变化，次要指标是患者日常活动时主观疼痛的 VAS 变化，主要的结点是末次治疗后 12 周，另外一次随访为末次治疗后 6 个月。患者疼痛程度采用 10 分制 VAS 评分表示，0 分代表无疼痛，10 分表示最剧烈疼痛。

结果

50 名患者中有 48 名接受了随访。在随访的 6 个月内，患者既没有接受进一步的手术治疗也没有特殊治疗韧带病变。首次接受放散式体外冲击波治疗前，患者的 VAS 平均分为（6.0 ± 3.0）分。3 次治疗后，最初的疼痛评分在 12 周随访时降至（2.67 ± 2.5）分，在 6 个月时降至（1.7 ± 1.4）分，差异具有统计学意义（$P<0.01$），并与临床症状相关。

结论

低能量放散式体外冲击波疗法对于全膝关节置换术后慢性侧副韧带

附着点病变的患者是一项经济实用、无不良反应的保守治疗。然而，由于研究没有设立随机对照组使得证据水平有限。本研究表明，放散式体外冲击波疗法是治疗全膝关节置换术后软组织疼痛综合征的一个很好的选择，尚需要进一步设计 I 级证据研究来证实放散式体外冲击波疗法的有效性。

引言

对于全膝关节置换术（TKA）后轴位对位不良患者的原因尚未达成共识，可能与胫骨高位截骨术矫形过度造成的畸形及关节置换术类型（后方稳定型关节置换或后交叉韧带保留型关节置换）有关。对于严重畸形的患者，如内翻或外翻畸形，通常采用骨切割矫正来重新调整正常的承重轴（图 1）[3, 6, 9, 12]。

此外，常常使用软组织平衡技术，以避免软组织或周围副韧带张力过强（图 2）。软组织平衡是全膝关节置换术中至关重要的步骤，保证了膝关节的稳定性和假体周围负荷的均匀分布。由于需要良好的平衡，在多数情况下需要在膝内侧室进行软组织松解[3, 6, 9, 12]。

软组织平衡技术是为全膝关节置换术后患者提供膝关节稳定性的重要步骤。

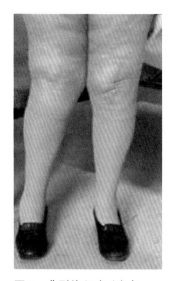

图 1　典型外翻畸形患者

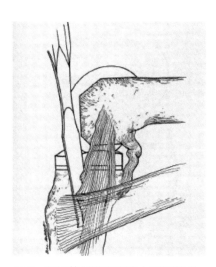

图 2　用于软组织平衡的内侧松解术

外侧松解术比较少见，偶尔用于胫骨高位截骨术后膝外翻患者
（图 1），根据假体的设计，内侧副韧带可能会出现过度紧张。而在内翻
畸形中（图 3），外侧副韧带的过度紧张往往导致外侧韧带附着点疼痛，
这些韧带附着点病变与所有肌腱病变的原理都是相同的，如网球肘或
高尔夫球肘、跟腱病变或肩袖病变[1, 2, 7, 10, 11, 14]。

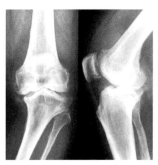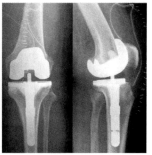

严重内翻畸形（图 3 左）
在全膝关节置换术中得到
纠正，结果显示在图 3 右
侧 X 线片中。

图 3 严重内翻畸形：全膝关节置换术前与术后

与网球肘患者一样，患有肌腱韧带附着点疾病（例如网球肘或持续
性足底筋膜炎）的患者很少需要手术。冷疗法、膝关节矫形术、矫正
鞋、夜间夹板固定、牵伸运动、口服非甾体抗炎药（NSAID）和 / 或局
部类固醇注射，作为单一疗法或综合疗法，将减轻大多数此类患者的急
性症状[8]。对于伴有严重的副韧带疼痛的患者，建议暂停术后康复计划，
通常采用包括口服非甾体抗炎药、超声波疗法、超声波透入疗法、电离
子透入疗法和类固醇注射等综合疗法止痛。

一般不建议使用临时固定，这种疾病的病程尚不清楚，但往往比预
想的要长。对于慢性病例放射治疗是一种选择，与类固醇注射相关的风
险包括感染，这些治疗方式的成功率为 75% ~ 100%；没有前瞻性对照
研究，病例样本通常不到 10 名受试者，随访时间通常不超过几周，而
且没有统一的评估标准和数据分析[1, 2, 7, 10, 11, 14]。

体外冲击波疗法对肌腱病
变相关的疼痛是有效的，
因此对侧副韧带疼痛也可
能有效。

体外冲击波疗法对很多软组织疾病治疗有效。有越来越多文献证实
了冲击波疗法的有效性。冲击波在非手术治疗中对大多数的病变都呈现
出极佳效果，应成为首选疗法[2, 4, 7, 11, 13]。

44

全膝关节置换术后出现的副韧带疼痛的患者没有有效治疗，如果传统的保守治疗方法失败，一般建议进行翻修手术，没有关于体外冲击波治疗此适应证的文献报道。

这项研究的目的是确定 rESWT 是否对全膝关节置换术后难治性侧副韧带附着点疼痛综合征患者有效，假设在治疗前和治疗后第 3、6 个月的随访中采用 VAS 评分，评估疼痛减轻的差异有统计学意义（$P<0.05$）。

患者和方法

2012 年和 2013 年，基尔大学骨科共有 50 例人工全膝关节置换术后出现难治性侧副韧带附着点疼痛综合征的患者，采用了放散式体外冲击波治疗。平均年龄 76.4 岁，女性和男性的比例为 35：15。在第 1 次治疗前，对所有患者进行体重和身高的测量，治疗前平均体重指数（BMI）为 27.1（20.3～48.8）kg/m^2，相当于世界卫生组织界定的一级肥胖，治疗包括 26 个右膝和 24 个左膝，平均疼痛病史为术后 21 周，用 X 线检查所有全膝关节置换是否对位良好。

治疗

使用 Storz Duolith 设备（Storz medical AG，Tägerwilen，CH）进行放散式体外冲击波治疗，通过对患者的查体定位并标记其疼痛区域，将常规的超声耦合剂涂在皮肤上，并将冲击波的手持探头放在标记区域上进行治疗，每 2 周 3 次治疗，剂量为每次 2 000 脉冲，能量密度为 3 bar，频率为 8 Hz，尽管在治疗时会出现疼痛，但并未给予局部麻醉。

放散式冲击波治疗剂量：每 2 周 3 次，3 bar，8 Hz。

评定

结果主要是评定患者晨起第 1 步时的主观疼痛 VAS 评分的变化，次要指标是日常活动程度主观疼痛的 VAS 评分变化，另一个次要评价指标是患者主观活动能力的 Roles 和 Maudsley 评分的变化，主要随访

结果主要是评定患者晨起第 1 步时的主观疼痛评分的变化。

期为末次治疗后的 12 周，然后在治疗结束后 6 个月时进行随访，患者的疼痛程度用 10 个等级的 VAS 量表（0 表示没有疼痛，10 表示最大疼痛）评估，由一位独立的"盲观察者"评估指标和录入数据。

医师和随访检查者不参与统计分析。对两个相关样本进行 t 检验，以检验主要指标的组间差异是否有统计学意义，$P<0.05$ 为差异有统计学意义，主要和次要指标用同样方法检验，另一个次要指标即 Roles 和 Maudsley 评分则用 Wilcoxon 秩和检验法分析，数据处理遵循意向治疗分析和末次观测值结转法。

结果

随访 50 例，1 名患者脱访，另一名患者死于心功能不全，其余 48 例纳入分析。在随访期 6 个月内，没有患者接受进一步的手术或任何特殊的韧带病变干预，有使用非甾体抗炎药作为应急药物。

结果主要指标

在首次放散式体外冲击波治疗之前，患者晨起时的平均 VAS 评分为 6.0 ± 3.0，经过 3 次治疗后，12 周随访时患者最初的疼痛评分降至 2.67 ± 2.5，在 6 个月随访时降至 1.7 ± 1.4（图 4），这些评分变化均有统计学意义（$P<0.01$），且与临床表现相符。

结果次要指标 日常活动中疼痛评分初始值为 6.9 ± 2.0，治疗结束 12 周后为 2.73 ± 2.4，6 个月后为 1.8 ± 1.6（图 5），这些评分变化均有统计学意义（$P<0.01$），且与临床表现相符。

Roles 和 Maudsley 评分 治疗前，48 例患者中 11 例评为较差，而 27 例评为中度。随着时间的推移有明显的改善，最后 1 次放散式体外冲击波治疗 12 周后，48 例患者中有 1 例患者评为较差，18 例评为中度，12 例评为良好，17 例评为非常好。治疗后 6 个月随访时，48 例患者中 2 例仍被评为较差，13 例评为中度，19 例评为良好，14 例评为非常好（图 6）。

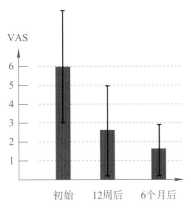

图 4 疼痛与初始相比减轻

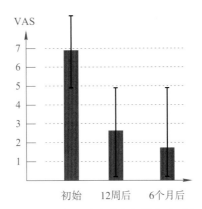

图 5 日常活动疼痛与初始相比减轻

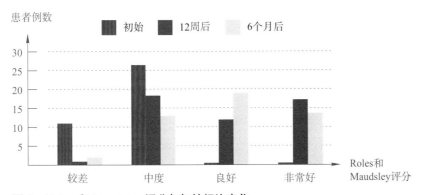

图 6 Roles 和 Maudsley 评分与初始相比变化

　　未发现与仪器相关或非仪器相关的不良事件，有 5 例患者出现短暂性疼痛加重，所有病例均未发现血肿或出血点。

讨论

　　全膝关节置换术后经常出现软组织疼痛，原因很多，通常认为韧带附着点张力过高为主要病因，当内翻或外翻畸形的矫正达到一定程度时，韧带附着点病变的风险增加，有多种不同的治疗方式可选择：冷疗法、膝关节矫形术、矫正鞋、夜间夹板、伸展运动、口服非甾体抗炎药和 / 或局部类固醇注射，大多可减轻疼痛，对有严重副韧带疼痛的患

由于内翻或外翻畸形，韧带附着点病变的风险增加。

者，建议暂停术后康复计划，通常采用综合治疗方案[5, 6, 9, 12]。该病的病程未知，常会被延误，尚无关于放散式体外冲击波治疗效果的相关数据[2, 4, 7, 11]。

笔者的临床研究表明，放散式体外冲击波治疗结束 12 周后患者的疼痛显著改善，特别值得注意的是，研究结束后良好的疗效持续存在，疼痛没有复发。

放散式体外冲击波治疗是全膝关节置换术后软组织疼痛综合征的极佳选择。

总之，低能量放散式体外冲击波对于全膝关节置换术后慢性韧带附着点病变，是一种无副作用且经济的治疗方法。这项研究表明，放散式体外冲击波是全膝关节置换术后软组织疼痛综合征的极佳选择，但是，将来需要进一步开展 I 级证据水平的研究来验证放散式体外冲击波治疗的有效性。

（赵迎娱）

参考文献

1. **Bosch, G., Lin, Y.L., van Schie, H.T., van de Lest, C.H., Barneveld, A., van Weeren, P.R.:** Effect of Extracorporeal Shock Wave Therapy on the Biochemical Composition and Metabolic Activity of Tenocytes in Normal Tendinous Structures in Ponies. Equine Vet J. 2007; 39: 226–231.

2. **Childress, M.A., Beutler, A.:** Management of Chronic Tendon Injuries. Am Fam Physician. 2013; 87: 486–490.

3. **Desmeules, F., Dionne, C.E., Belzile, E.L., Bourbonnais, R., Champagne, F., Fremont, P.:** Determinants of Pain, Functional Limitations and Health-Related Quality of Life Six Months After Total Knee Arthroplasty: Results From a Prospective Cohort Study. BMC Sports Sci Med Rehabil. 2013; 5: 2.

4. **Gaida, J.E., Cook, J.:** Treatment Options for Patellar Tendinopathy: Critical Review. Curr Sports Med Rep. 2011; 10: 255–270.

5. **Jones, C.A., Pohar, S.:** Health-Related Quality of Life After Total Joint Arthroplasty: a Scoping Review. Clin Geriatr Med. 2012; 28: 395–429.

6. **Lau, R.L., Gandhi, R., Mahomed, S., Mahomed, N.:** Patient Satisfaction After Total Knee and Hip Arthroplasty. Clin Geriatr Med. 2012; 28: 349–365.

7. **Loppini, M., Maffulli, N.:** Conservative Management of Tendinopathy: an Evidence-Based Approach. Muscles Ligaments Tendons J. 2011; 1: 134–137.

8. **Mangine, R.E., Stephen J., Minning, S.J., Eifert-Mangine, M.,Colosimo, A.J., Donlin, M.:** Management of the Patient with an ACL/MCL Injured Knee. N Am J Sports Phys Ther. 2008; 3(4): 204–211.

9. **Nashi, N., Hong, C.C., Krishna, L.:** Residual Knee Pain and Functional Outcome Following Total Knee Arthroplasty in Osteoarthritic Patients. Knee Surg Sports Traumatol Arthrosc. 2014.

10. **Notarnicola, A., Moretti, B.:** The Biological Effects of Extracorporeal Shock Wave Therapy (Eswt) on Tendon Tissue. Muscles Ligaments Tendons J. 2012; 2: 33–37.

11. **Shrivastava, S.K.:** Shock Wave Treatment in Medicine. J Biosci. 2005; 30: 269–275.

12. **Sloan, F.A., George, L.K., Hu, L.:** Longer Term Effects of Total Knee Arthroplasty From a National Longitudinal Study. J. Aging Health. 2013; 25: 982–997.

13. **Thiel, M., Nieswand, M., Dorffel, M.:** The Use of Shock Waves in Medicine-a Tool of the Modern OR: an Overview of Basic Physical Principles, History and Research. Minim Invasive Ther Allied Technol. 2000; 9: 247–253.

14. **Vulpiani, M.C., Vetrano, M., Savoia, V., Di, P.E., Trischitta, D., Ferretti, A.:** Jumper's Knee Treatment With Extracorporeal Shock Wave Therapy: a Long-Term Follow-Up Observational Study. J Sports Med Phys Fitness. 2007; 47: 323–328.

骨折愈合

冲击波与骨折愈合障碍

/ Ernesto Amelio，Cristina d' Agostino

摘要

对于许多骨骼肌肉系统疾病，聚焦式体外冲击波疗法是一种有效的治疗方式，其中对骨折愈合障碍的治疗具有重要的临床意义。

临床试验和实验研究证明了其作用机制的复杂性。该机制已被部分阐明，可能是利用转导并解码外源性的刺激（机械转导），活化调节基因表达、蛋白质合成，以及产生细胞因子的代谢过程来实现的。此外，与刺激干细胞的增殖和分化一样，激活新生血管（也与一氧化氮的产生相关）也是冲击波促进身体不同组织再生的基本机制之一。

这对于骨骼组织也是有效的，机械刺激的效果与局部损伤无关，而是作用于特定细胞核的，可将刺激本身转变成再生生物效应（机械转导）。

因此，如果具备了力学稳定性的局部条件（骨折成功修复的基本要求）并且由专业人员进行治疗，冲击波可以成为一种有效的非侵入性手术替代方法。此外，由于冲击波对组织再生和骨骼重塑具有刺激作用，可以作为手术本身的辅助疗法（协同作用）。这种有效的治疗方式除了无创性（一些学者也将其定义为"生物手术"），还有无可争议的优势即经过相对有限的疗程就可获得治疗效果，与手术方法相比，总的费用支出较低。冲击波的使用始终应以每个案例的个体化情况评估为基础，基于正确的诊断，由专业人员用合适的仪器进行治疗。

引言

骨折后无法愈合的骨质形成骨折不愈合或假关节，术语"假关节"是指骨质的未愈合区域出现类似于关节的活动。延迟愈合是指骨折在应该愈合的时间内未愈合，基本上是一种临床诊断。据估计，所有骨折中有 2% ~ 7% 会演变为骨折不愈合 [44]。

骨折愈合障碍通常在外伤或手术后发生，并且主要影响成年人。在长骨中，胫骨是骨折不愈合最常见的部位 [35, 36]。根据美国食品和药物管理局（FDA）的标准，"当骨损伤后至少 9 个月，并且骨折没有进一步愈合迹象已有 3 个月，便可诊断为骨折不愈合"[56]，然而，实际的骨折愈合时间却有很大差异，主要取决于骨折类型。尽管 FDA 已有声明，但骨科医师之间对骨折愈合的认识仍缺乏共识，所提出的骨折不愈合和畸形愈合定义不同，将影响选择促进骨折愈合干预方式的决定[5, 6, 33]。

大量的、不同的成功治疗方法已经发表，许多可能需要反复手术的病例骨质也愈合了，从这点来看，实施 ESWT 可以使传统观念中的骨折不愈合的最终预后得到改善[41]。

病理机制

骨质再生是一个复杂的过程，从原始胚胎骨骼到成熟骨形成，伴随着不断的塑形和 / 或重塑。骨质再生也是使创伤后骨折的各部分恢复解剖和结构完整性的过程[51]。

> 骨折愈合是一个复杂的过程。

骨折愈合包括以下几个阶段[20, 21, 22, 28]

血肿阶段 创伤后持续数小时或数天，它是所有后续阶段的"启动器"，"血凝块"中存在生长因子，这对于修复或再生至关重要。

炎症阶段 在最初的 48 h 内激活，并出现在血肿机化和随后的吸收过程中。

> 骨折愈合包括血肿、炎症、肉芽、纤维性和骨性骨痂形成及重塑等阶段。

肉芽阶段 通常发生在第 2 ~ 12 天，其特征是出现肥大细胞、未分化的间质细胞、成纤维细胞和新生血管。在这个阶段，新的（尚未成熟）组织开始形成，后来将发展成为骨组织。

"纤维性"骨痂 在最初的 1 个月内，骨再生修复促进骨性"结痂"形成，它的特征是在皮质的"间隙"（桥接两个皮质间隙的结痂）处出现纤维 – 软骨组织。逐渐地，最初的软骨模型转化为血管化的骨组织（如个体发育中软骨内骨化的过程）。

"骨性"骨痂　从骨折后的第2个月开始，新形成的骨痂逐渐转变为成熟骨，并形成了骨小梁。

重塑　重塑可能要进行数年，随着重塑的进行，新形成的骨骼不断进行重组，不仅恢复皮质的完整性，而且试图恢复骨骼本身最初的形状。

通常，骨再生修复可概括为细胞与生化反应的复杂相互作用，包括[20, 24, 36, 48, 51, 69]：

| 新细胞从未分化的间充质成分开始生长和分化；
| 细胞外基质合成和吸收；
| 炎症细胞因子和生长因子调节。

软骨内成骨通常出现在长骨修复过程中，即用骨组织替代初期的软骨模式，更具体的生物学机制是软骨钙化、血管生长以及随之而来的血源性软骨细胞再吸收，再进行骨沉积和重塑。

多项研究阐明了这一过程[13, 15]：

| 一氧化氮在调节软骨组织的发育中起重要作用；
| 在软骨内成骨过程中，软骨细胞分化和成熟的各个阶段，一氧化氮的多个通路都处于激活状态；
| 一氧化氮似乎对多种细胞核（成软骨细胞、软骨细胞、成骨细胞、破骨细胞和内皮细胞）均具有间接作用。

骨再生修复开始和正确进行的基础是循环的恢复，在微观层面就像血管生成一样[24]。

血管生成在骨重塑阶段是非常重要的，事实上已经在软骨转化和初始骨痂的塑形已经提及，"破骨细胞 – 成骨细胞关联"的概念（一定量的骨质被吸收，与新沉积的骨量相同）是众所周知的，但直到最近才认识到，在软骨内骨化和生理上重塑过程中，破骨细胞和内皮细胞之间是存在相互作用的[12, 20, 21, 22, 24]。此外，由于破骨细胞是骨骼的非常驻细

骨再生修复包括细胞的生长和分化、细胞外基质的合成和吸收，以及炎症细胞因子和生长因子的调节。

血管生成对骨再生修复过程和骨重塑阶段很重要。

54

胞，实际上是循环血液中的单核细胞 – 巨噬细胞来源，因此在中性粒细胞和血小板的参与下，相互作用会更加密切。

尤其是已经观察到血管生成诱导阶段先于破骨细胞吸收；在正常和病理条件下，破骨细胞生成和血管生成总是紧密相关的。破骨细胞总是被描述为紧邻毛细血管，还有一些学者称破骨细胞为"血管生成细胞"[12, 61]。

通常，骨折修复需要对以下过程进行复杂的调控：骨再生、骨血管生成和机械稳定性。

骨折不愈合最常见的原因之一是大量的组织破坏，它可能同时损坏骨膜、皮质和髓质及邻近的软组织的生物学功能。通常在创伤事件后，不遵循或未考虑骨愈合生物学原则的外科手术后发现。一般来说，在文献中估计有 50% ~ 60% 的骨折不愈合病例是由于骨再生缺陷引起的，其余的则是由于纯粹的生物力学原因引起[20, 48]。

外伤或手术后的大量组织破坏是骨折不愈合的常见原因。

此外，周身性病变，如伴发或之前有感染和 / 或严重的物质（骨骼和软组织）缺失，在治疗前和治疗中可能对骨折和 / 或手术干预后续的修复过程产生负性影响[3, 4, 7, 11, 14, 16, 17, 27, 29, 30, 42, 43, 46, 50, 52, 69]。

骨折不愈合的分类

在众多可参考的分类中，最常用的是由韦伯和切赫[40, 67]提出的，该分类包含一个评分系统，该评分系统根据骨折端各自的活力级别将各种形式的骨折不愈合分为有活力的和失活的。骨折不愈合根据 X 线表现进行分类，这与骨折生物学特点相对应[35, 67, 68]。

韦伯与切赫（Weber & Cech）分类体系根据再生能力区分不同级别的骨折不愈合。

肥大型骨折不愈合的特点是有密集的骨痂形成，组织血管丰富，在恰当的生物力学环境中似乎具有极好的愈合潜力。一般而言，这些愈合障碍是由于缺乏稳定性而造成的，从这个角度来看，血管丰富的骨折不愈合（A 型）可以细分为三种形式：

血管丰富的骨折不愈合，骨折断端具有相应的骨痂形成，可以分为象足型、马蹄型和营养不良型。

| "象足" 型 = 象足型骨折不愈合，有肥厚和丰富的骨痂，通常是由于固定不牢，制动不充分，或负重过早所致；

| "马蹄" 型 = 马蹄型骨折不愈合，仅有轻度增生，骨痂较少，通常发生在不稳定的骨形成期；

| 营养不良型 = 营养不良型骨折不愈合，没有增生的骨痂，但存在血管，是由骨折碎片分散所致。

萎缩型骨折不愈合的特点
是骨折断端缺乏骨痂形成
并萎缩。

萎缩型骨折不愈合（B 型）的特点是缺乏骨痂形成，骨折断端出现萎缩，呈锥形，骨质减少和 / 或硬化。

在这些情况下，骨折断端血供不足，并且骨组织的愈合潜力差。萎缩型骨折不愈合是由骨折处的骨碎片血供不足所致[12, 19, 24]。

骨折不愈合的治疗策略

治疗策略从自体骨移植到
生长因子植入，再到组织
工程学。

骨质再生是一个复杂的生理过程，有很多不同的治疗方式可以加强受损或"不足"的骨质再生过程，包括自体骨移植（黄金标准）、带血管游离腓骨移植、同种异体移植，以及生长因子、骨引导支架、骨母细胞和骨再生牵伸的使用[11, 15, 29]。

在骨骼中作用机制的基础研究

ESWT 改善局部血流、刺
激组织再生。

目前，对于 ESWT 促进骨愈合的生物学刺激的认识建立在大量的体外和体内研究的基础上。在骨科实践中，ESWT 的应用并非是单纯的机械性破坏性作用，更重要的是获得生物学效应，即诱导新血管形成，增加局部血流并刺激组织再生（骨再生修复）[58]。

ESWT 的治疗作用基于机械转导机制，即机械刺激能够激活一种或多种类型细胞并触发细胞内信号链的生物学现象，这是"第 1 步"[13]。这些信号调节细胞生长过程和存活状态，控制其形态和结构，并影响各种代谢反应。不同类型的细胞对机械微环境的改变可能有不同的反应，机械转导基本的分子基础，尤其是在细胞膜水平上的变化则仍在研究中。

同样重要的是，机械刺激充当着结缔组织体内状态的基本调节器。它可以调节细胞反应，因为它有不同的参数功能：从细胞渗透性的简单增加（较低能量），到内质网和细胞核壁的损伤或细胞骨架的损伤，再到更高的能级有可能使完整的细胞破裂[13]。

基于最新理论，使用"剂量"一词描述 ESWT 对细胞活性的影响更为恰当，其中剂量不仅应理解为所施加的能量水平，还包括应用的脉冲总数。最近的研究表明，尽管体外实验模型有其局限性，但是通过聚焦式冲击波刺激产生的剪切应力随后传递到细胞骨架上，的确会引起后者的改变，这些变化只是暂时的，在数小时内可完全恢复为初始状态[37]。为了获得有效的冲击波治疗，治疗方案的选择非常重要。

低 / 中等能量足以对软组织产生影响，对于骨骼病变（特别是大的片段）必须应用更高的能量[13]。此认识源于与组织环境分离的细胞系统进行的实验研究，冲击波在体内复杂的、多细胞和多因素反应中的生物学效应，也肯定会被掌握。在合适的治疗方案中，ESWT 的刺激作用并非主要是对骨骼微结构的破坏，而是对骨再生细胞反应复杂相互作用间接的生物学调节[66]。

虽然存在细胞株（动物与人类）物种间差异及体外研究与体内研究不完全重叠的局限性，但是，自 20 世纪 80 年代末至 90 年代初以来，依然有许多学者致力于研究 ESWT 诱导体外培养细胞及作用于体内组织，以便更好地明确其生物学机制[13]。

虽然报道了一些矛盾的结果（可能是由于实验条件和所应用的特定刺激方案不同），对于细胞生理和生化的一些微观力学作用的存在也已经达成了共识[13]。

关于冲击波临床治疗作用的生化机制仍在研究中，一个意大利研究小组认为一氧化氮是 ESWT 生物学效应的重要介质[9, 25, 31, 32]。这个重要的分子来自人体内的酶系统：一氧化氮合酶。一氧化氮是保证生理需求必需的，对于一系列重要功能（如血管紧张度的调节、逆行神经传

低强度的 ESWT 似乎对软组织有影响，而高强度的 ESWT 可能对骨骼疾病的治愈发挥作用。

递、血管生成和免疫反应）都至关重要。

此外，关于一氧化氮，还要考虑另外一方面，将该分子认定为可能的生化介质之一，由冲击波刺激产生的一氧化氮可能提供再生医学方面的另一个关键性解释，目前它是冲击波在骨折不愈合领域中最有希望的治疗前沿代表。随后的研究表明，由 ESWT 作用产生的声波刺激引起一氧化氮的增加及成骨细胞的增殖和分化。换言之，ESWT 刺激后局部产生的一氧化氮是一种潜在的化学介质，对骨骼微环境产生了促进有丝分裂、成骨和血管生成作用[66]。

聚焦式 ESWT 促进骨再生的主要机制总结如下：

| 直接刺激成骨细胞（osteoblast，OB）和骨膜细胞[34, 54]；
| 通过一系列酶（主要是酪氨酸激酶）和辅因子的激活，从间充质干细胞（mesenchymal stem cell，MSC）进行成骨分化[63]；
| 早期表达的生长因子（growth factor，GF）和其他与血管生成相关的因子［包括内皮型一氧化氮合酶（endothelial nitric oxide synthase，eNOS）和血管内皮生长因子（vascular endothelial growth factor，VEGF）］，促进形成新的血管和增加血液供应，进一步加强细胞增殖并加速修复过程[26, 62-65]；
| 通过整合蛋白 β1 介导的酪氨酸 -397 位点磷酸化黏着斑激酶（focal adhesion kinase，FAK）的表达，刺激成骨细胞出现黏附和迁移现象；此外，细胞外信号调节激酶 1/2 对成骨细胞的黏附、扩散、迁移和整合蛋白表达也很重要[70]；
| 冲击波在体外抑制成骨细胞生成破骨细胞[55]。

而且，ESWT 诱导的骨质再生也与治疗后 1 个月内血清中高水平的一氧化氮、转化生长因子 -β1（growth factor-β1，TGF-β1）、血管内皮生长因子（VEGF）和骨形态发生蛋白 -2（bone morphogenetic protein-2，BMP-2）有关[8]。虽然目前在临床实践中还不常用，但这些数据可以为监测治疗进展和规划后续方案提供有益的帮助。

聚焦式 ESWT 诱导成骨细胞和骨膜细胞增殖、间充质干细胞成骨分化和生长因子表达。

动物研究

许多研究报道了在动物实验中冲击波刺激对骨折愈合的有益作用。有时，不同的研究似乎报道了不同的、另类的结论，这些矛盾的结果可能是使用不同类型的动物和不同的冲击波剂量所致。除此之外，冲击波疗法对骨量和骨质强度的作用似乎与剂量和时间有关。许多其他研究还探讨了冲击波治疗对动物骨骼愈合的影响。此外，证明冲击波促进骨髓基质细胞生长，同时向转化生长因子 –β1 和血管内皮生长因子诱导相关的骨祖细胞分化，还介导细胞膜刺激以及随之而来的核转录和生长因子产生[59]。

最近发表的在大鼠下颌骨"髁突下骨折"实验模型中的结果表明，用 ESWT 刺激对骨修复具有加速作用。如果通过其他实验研究和临床试验证实了这一结果，则该结果可能会提供一种适用于人类的重要方法（与手术固定结合使用），可以使这种类型的骨折更快速地愈合，减少"固定"时间，减少并发症的概率，如因长时间固定而导致的关节僵硬、纤维化和活动度降低[2]。

总之，文献中的临床和实验数据表明，冲击波刺激可以对组织和细胞产生特异性营养作用，直接作用于细胞本身，实现最大效应的深层次血管生成和骨骼再生[13, 58, 59]。

必须认识到，体外研究离开有机体的组织细胞实验是有局限性的，然而，不能忽视单个细胞核研究所提供的信息的重要性。

综上所述，如今，ESWT 的应用作为一种治疗骨折愈合障碍（延迟愈合和不愈合）有效、无创、耐受性良好的方法，已在日常临床实践中得到了广泛认可，它甚至在大多数情况下可以替代手术（或作为手术的"辅助"）。此外，最近的研究证实，与侵入性治疗相比，它的成本相对较低[8]。

冲击波治疗对骨量和骨质强度的影响呈剂量和时间依赖性。

临床试验

许多研究已经证明了聚焦式 ESWT 对长骨骨折不愈合和延迟愈合的积极作用，其成功率为 50% ~ 85%[59]。

ESWT 促进长骨骨折不愈合的疗效可与外科或手术干预相提并论。此外，ESWT 的优点是不需要手术，因此没有手术疼痛和风险[59]。

除了在骨折不愈合和延迟愈合中已证明的成骨作用外，一些意大利学者最近还阐述了进一步有效应用于压力性骨折的可能性，虽然其发病机制尚待阐明，似乎与成骨细胞和破骨细胞活性失衡有关，后者占绝对优势[1, 38]。使用低能量（脉冲数量较多）也取得了积极的结果，无需麻醉即可进行，对于日常临床实践有明显的优势[38, 53]。

应用指南

国际医学冲击波治疗学会（International Society of Medical Shock Wave Treatment，ISMST）科学委员会和来自世界各国冲击波学会的专家一致同意，发表推荐使用体外冲击波技术的医学适应证，其中骨折愈合功能受损是该疗法批准的标准适应证。

除临床适应证外，还必须满足一些前提条件，防止治疗不当并保证 ESWT 应用的最佳疗效。

首先，只有合格的（由国家或国际协会认证的）医师才能使用聚焦式 ESWT 治疗这些骨骼疾病。除了临床检查之外，可能还需要进行影像学、神经系统和 / 或实验室诊断检查以确认或排除其他伴随疾病。

此外，建议使用具有靶向定位技术的高能量、聚焦式冲击波设备治疗骨骼疾病。对于某些病例或在某些解剖区域，可以简单地使用超声作为定位技术（由专业人士操作，最好使用"在线 / 实时"超声探头），超声扫描能够显示骨皮质的表面（高回声的白线）和骨折的断裂部位。

这对于大部分较浅和较小的骨骼（如手和足部骨骼，以及胫骨和踝骨）来说相对简单。由半自动计算机辅助系统（例如光刻印刷轨道）控制完成放射定位更好些，推荐应用于更深、更长的骨骼病变，能够更精确地定位。

在治疗骨骼疾病时（不限于此），由于神经血管束的存在（如腹股沟区域），必须密切注意冲击波的穿透深度，这种通过超声检查和 X 线影像"在线"的定位，保证了 ESWT 过程的安全性。

骨折内固定物（钢板、螺钉、髓内钉）的存在并不是冲击波应用的禁忌；相反，它是保证取得最佳疗效基本的先决条件。事实上，和新鲜骨折一样，ESWT 刺激骨再生也需要骨折片段有一定的稳定性。

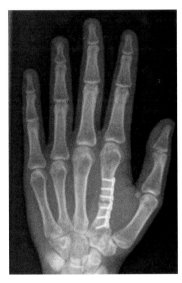
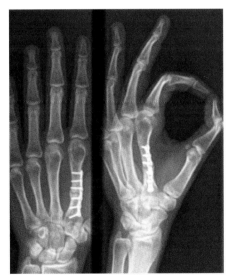

A. 钢板内固定后   B. 冲击波治疗 3 个月后

对于各种类型的外固定物，在明确其位置后再应用冲击波，以保证骨再生修复成功所必需的机械稳定性。在某些情况下，外部固定架特别是圆形固定架的存在，可能会在"物理上"阻碍冲击波的应用，就像同时存在石膏或支架一样。

需要注意的是，冲击波必须直接作用于皮肤表面。基于这个原因，除了开放式石膏或夹板，应用冲击波治疗之前必须先去除石膏和绷带，治疗之后即刻复位。

骨折愈合障碍中应用 ESWT 的经典禁忌证如下：

| 骨折不愈合感染（骨髓炎），特别是在活动期；
| 骨折片段间距 >1 cm（由于缺乏再生潜力）；
| 软骨的生长区域仍处于"开放"状态，或者仍处于生长阶段。

实际上，来自基础科学和临床经验的最新认知促使人们重新考虑上述说法：通过坚持几个月的更多治疗周期，即使在骨折片段间距 >1 cm，或先前移位并缺失骨和皮肤组织的粉碎性骨折中，也有可能发现新骨的形成。

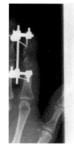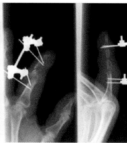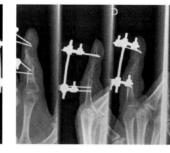

A. 手术和骨骼固定之后　　　　　　　　　　B. 冲击波治疗 4 个月后

而且，对动物（大鼠）的实验研究似乎可以证实，在骨骼生长活跃期应用冲击波，经检测对最终骨长度并没有长期的副作用 [39]。

从临床和实践的角度来看，应用冲击波必须根据适应证、不同的骨折片段和骨折愈合障碍的类型，正确规划治疗方案。根据这些参数和使用的设备，规划治疗次数和脉冲数、能量大小，准确定位、麻醉，以及治疗后的固定和 X 线检查的时间表。

必须考虑到，笔者的方法只不过是重新激活愈合过程而已。当不同性质的原因（局部和/或全身）导致治疗停止时，冲击波治疗后的修复生物周期与原来骨折的修复周期非常相似。

冲击波对骨骼组织的作用可能是严格意义上的再生（骨生成），也可能是刺激骨痂成熟。因此，无论患者的年龄或骨折不愈合的持续时间如何，这些骨折不愈合（包括所有的肥大型或营养不良型骨折不愈合）稳定性增强，并且在生物力学上没有显著的轴向畸形。

所有的延迟愈合都是适合冲击波治疗的，即临床图片和 X 线检查提示将向不愈合而非愈合演变。同样地，对于那些粉碎性骨折、骨质甚至周围软组织严重缺失的病例，聚焦式冲击波治疗可能会有很大的帮助。在这种情况下，刺激干细胞的营养作用和组织生长因子的释放，可能有助于加速修复和各层组织生理性再生，降低后遗症和不良后果出现的潜在风险。

笔者的治疗方案使用带有圆柱形线圈的电磁冲击波（碎石机），配备在线超声和带有光刻跟踪系统（Modulith SLK Storz 医疗股份有限公司）的放射定位装置。这种聚焦式冲击波很少需要局部麻醉，在 ESWT 治疗期间，始终固定在骨折不愈合的区域；在后续的 ESWT 治疗中，改变治疗区域，以使冲击波的压力分布至少达到不愈合组织的 2/3 范围。在临床实践中，疗程从短骨（如腕舟骨）的 2 次到长骨（如股骨）的 4 次不等。

在临床实践中，疗程的次数从短骨（如腕舟骨）的 2 次到长骨的 4 次不等。

为了使骨折愈合过程均衡进行，建议 2 次治疗间隔至少为 2 ~ 3 d，由于局部骨膜和 / 或皮下血肿形成，患者在治疗后的第 2 天会出现暂时的疼痛加重，约需要 2 周时间完成。

每个阶段的脉冲数和给予的能量必须足以刺激成骨过程而不会引起坏死效应：这种作用与脉冲数量和给予的能量成正比，笔者认为脉冲数量应该在 2 500 ~ 5 000 变化，能量应为 0.4 ~ 0.6 mJ/mm²，仅在骨折面明显硬化的骨折不愈合的情况下，能量才需达到 0.8 ~ 1.0 mJ/mm²（表 1）。

ESWT 治疗的疗程和能量取决于骨折的特性。

在所有的 ESWT 过程中，必须进行超声或 X 线检查，以确保骨折不愈合组织和两块骨片段的相对边缘都包含在治疗聚焦区内。骨折内固定物的存在并不是 ESWT 治疗的禁忌证，但需要有一定的操作技术。

表 1　冲击波治疗参数

治疗疗程	2（短骨）~ 5（长骨）
治疗间隔	2 ~ 3 d 甚至更长
能量	0.25（短骨）~ 1.0 mJ/mm^2（长骨）
脉冲 / 治疗区	2 500 ~ 5 000
聚焦 ESWT 手持探头	0.25 ~ 0.45 mJ/mm^2
频率	3 ~ 5 脉冲 /s

根据聚焦式冲击波的类型和治疗区域的不同，冲击波治疗可能会使患者感到或轻或重的疼痛。

与软组织治疗不同，较表浅的部位可能需要麻醉和少量镇静，如果有肌肉和 / 或脂肪层存在，疼痛将会是温和的，患者也容易忍受[23]。

在第 1 个治疗周期结束后的 4 ~ 6 周必须进行 X 线检查，根据第 1 个周期得到的结果不同，治疗可以重复几次。

ESWT 是一种治疗骨折延迟或不愈合的安全方法，如果 ESWT 失败，也不排除其他治疗措施。

总之，对于延迟和不愈合的骨折，实施聚焦式冲击波治疗可作为手术干预的有效替代方法，如果 ESWT 失败，也不排除实施其他干预。

（牟宏）

参考文献

1. **Albisetti, W., Perugia, D., De Bartolomeo, O., Tagliabue, L., Camerucci, E., Calori, G.M.:** Stress fractures of the base of the metatarsal bones in young trainee ballet dancers. Int Orthop. 2010; 34 (1): 51–5.

2. **Altuntas, E.E., Oztemur, Z., Ozer, H., Müderris, S.:** Effect of extracorporeal shock waves on subcondylar mandibular fractures. J Craniofac Surg. 2012; 23 (6): 1645–8.

3. **Barry, S.:** Non-steroidal anti-inflammatory drugs inhibit bone healing: a review. Vet Comp Orthop Traumatol. 2010; 23 (6): 385–92.

4. **Bastian, O., Pillay, J., Alblas, J., Leenen, L., Koenderman, L., Blokhuis, T.:** Systemic inflammation and fracture healing. J Leukoc Biol. 2011; 89 (5): 669–73.

5. **Bhandari, M., Fong, K., Sprague, S., Williams, D., Petrisor, B.:** Variability in the definition and perceived causes of delayed unions and nonunions: a cross-sectional, multinational survey of orthopaedic surgeon. J Bone Joint Surg Am. 2012; 94 (15).

6. **Bhandari, M., Guyatt, G.H., Swiontkowski, M.F., Tornetta, P. 3rd., Sprague, S., Schemitsch, E.H.:** A lack of consensus in the assessment of fracture healing among orthopaedic surgeons. J Orthop Trauma. 2002;16 (8): 562–6.

7. **Blakytny, R., Spraul, M., Jude, E.B.:** Review: The diabetic bone: a cellular and molecular perspective. Int J Low Extrem Wounds. 2011;10 (1): 16–32.

8. **Cacchio, A., Giordano, L., Colafarina, O., Rompe, J.D., Tavernese, E., Ioppolo, F., Flamini, S., Spacca, G., Santilli, V.:** Extracorporeal shock-wave therapy compared with surgery for hypertrophic long-bone nonunions. J Bone Joint Surg Am. 2009; 91 (11): 2589–97.

9. **Ciampa, A, R., Carcereri de Prati, A., Amelio, E., Cavalieri, E., Persichini, T., Colasanti, M., Musci, G., Marlinghaus, E., Suzuki, H., Mariotto, S.:** Nitric oxide mediates anti-inflammatory action of extracorporeal shock waves. FEBS Letters 579. 2005; 6839–6845.

10. **Corrales, L.A., Morshed, S., Bhandari, M., Miclau, T. 3rd.:** Variability in the assessment of fracture-healing in orthopaedic trauma studies. J Bone Joint Surg Am. 2008; 90 (9): 1862–8.

11. **Coulibaly, M.O., Sietsema, D.L., Burgers, T.A., Mason, J., Williams, B.O., Jones, C.B.:** Recent advances in the use of serological bone formation markers to monitor callus development and fracture healing. Crit Rev Eukaryot Gene Expr. 2010; 20 (2): 105–27.

12. **Dai, J., Rabie, A.B.:** VEGF: an essential mediator of both angiogenesis and endochondral ossification. J Dent Res. 2007; 86 (10): 937–50.

13. **d'Agostino, M.C., Amelio, E., Frairia, R.:** Capitolo 2: Evoluzione delle onde d'urto. Apporto scientifico dell'Italia. Meccanismi d'azione della terapia, in: Le onde d'urto nella pratica medica, a cura di Moretti B, Amelio E e Notarnicola A, Wip Edizioni. 2010.

14. **Dimitriou, R., Carr, I.M., West, R.M., Markham, A.F., Giannoudis, P.V.:** Genetic predisposition to fracture non-union: a case control study of a preliminary single nucleotide polymorphisms analysis of the BMP pathway. BMC Musculoskelet Disord. 2011;12: 44.

15. **Dimitriou, R., Jones, E., McGonagle, D., Giannoudis, P.V.:** Bone regeneration: current concepts and future directions BMC Med. 2011; 9: 66.

16. **Dimmen, S., Nordsletten, L., Madsen, J.E.:** Parecoxib and indomethacin delay early fracture healing: a study in rats. Clin Orthop Relat Res. 2009; 467 (8): 1992–9.

17. **Dodwell, E.R., Latorre, J.G., Parisini, E., Zwettler, E., Chandra, D., Mulpuri, K., Snyder, B.:** NSAID exposure and risk of nonunion: a meta-analysis of case-control and cohort studies. Calcif Tissue Int. 2010; 87 (3): 193–202.

18. **Elster, E.A., Stojadinovic, A., Forsberg, J., Shawen, S., Andersen, R.C., Schaden, W.:** Extracorporeal shock wave therapy for nonunion of the tibia. J Orthop Trauma. 2010; 24 (3): 133–41.

19. **Fassbender, M., Strobel, C., Rauhe, J.S., Bergmann, C., Schmidmaier, G., Wildemann, B.:** Local inhibition of angiogenesis results in an atrophic non-union in a rat osteotomy model. Eur Cell Mater. 2011; 22: 1–11.

20. **Frost, H.M.:** The biology of fracture healing. An overview for clinicians. Part I. Clin Orthop Relat Res. 1989; (248): 283–93.

21. **Frost, H.M.:** Bone's mechanostat: a 2003 update. Anat Rec A Discov Mol Cell Evol Biol. 2003; 275 (2): 1081–101.

22. **Frost, H.M.:** A 2003 update of bone physiology and Wolff's Law for clinicians. Angle Orthop. 2004; 74 (1): 3–15.

23. **Gigliotti, S.:** Capitolo 4: Pseudoartrosi e ritardi di consolidazione, in: Le onde d'urto nella pratica medica, a cura di Moretti B, Amelio E e Notarnicola A, Wip Edizioni. 2010.

24. **Glowacki, J.:** Angiogenesis in fracture repair. Clin Orthop Relat Res. 1998; (355 Suppl): S82–9. Review.

25. **Gotte, G., Amelio, E., Russo, S., Marlinghaus, E., Musci, G., Suzuki, H.:** Short-time non-enzymatic nitric oxide synthesis from l-arginine and hydrogen peroxide induced by shock waves treatment. FEBS Letters 520. 2002; 153–155.

26.   **Haupt, G., Haupt, A., Ekkernkamp, A., et al.:** Influence of shock waves on fracture healing. J Urol. 1992; 39: 529–532.

27.   **Kayal, R.A., Alblowi, J., McKenzie, E., Krothapalli, N., Silkman, L., Gerstenfeld, L., Einhorn, T.A., Graves, D.T.:** Diabetes causes the accelerated loss of cartilage during fracture repair which is reversed by insulin treatment. Bone. 2009; 44 (2): 357–363.

28.   **Klein-Nulend, J., Bacabac, R.G., Mullender, M.G.:** Mechanobiology of bone tissue. Pathol Biol (Paris). 2005; 53 (10): 576–580.

29.   **Liesbet, Geris., Anita, A., C. Reed, Jos Vander, Sloten., A. Hamish., R. W. Simpson., Hans, Van Oosterwyck.:** Occurrence and Treatment of Bone Atrophic Non-Unions Investigated by an Integrative Approach. PLoS Comput Biol. 2010; 6 (9): e1000915.

30.   **Mabilleau, G., Edmonds, M.E.:** Role of neuropathy on fracture healing in Charcot neuro-osteoarthropathy. J Musculoskelet Neuronal Interact. 2010;10 (1): 84–91.

31.   **Mariotto, S., Cavalieri, E., Amelio, E., Ciampa, A.R., Carcereri de Prati, A., Marlinghaus, E., Russo, S., Suzuki, H.:** Extracorporel shock waves: from lithotripsy to anti-inflammatory action by NO production. Nitric Oxide 12. 2005; 89–96.

32.   **Mariotto, S., Carcereri de Prati, A., Cavalieri, E., Amelio, E., Marlinghaus, E., Suzuki, S.:** Extracorporeal shock wave therapy in inflammatory diseases: Molecular Mechanism that triggers anti-inflammatory action. Current Medicinal Chemistry. 2009; 16, 2366–2372.

33.   **Marsh, D.:** Concepts of fracture union, delayed union, and nonunion. Clin Orthop Relat Res. 1998; (355 Suppl): 22–30.

34.   **Martini, L., Giavaresi, G., Fini, M., Torricelli, P., Borsari, V., Giardino, R., De Pretto, M., Remondini, D., Castellani, G.C.:** Shock wave therapy as an innovative technology in skeletal disorders: study on transmembrane current in stimulated osteoblast-like cells. Int J Artif Organs. 2005; 28 (8): 841–847.

35.   **Mehmet Kocaoglu., F. Erkal Bilen.:** Chapter 20 Delayed Union and Nonunions. A. Lerner and M. Soudry (eds.), Armed Conflict Injuries to the Extremities, 355 Springer-Verlag. Berlin Heidelberg. 2011.

36.   **Milgram, J.W.:** Nonunion and pseudarthrosis of fracture healing. A histopathologic study of 95 human specimens. Clin. Orthop. Relat. Res. 1991; 268: 203–213.

37.   **Moosavi-Nejad, S.F., Hosseini, S.H., Satoh, M., Takayama, K.:** Shock wave induced cytoskeletal and morphological deformations in a human renal carcinoma cell line. Cancer Sci. 2006; 97 (4): 296–304.

38.   **Moretti, B., Notarnicola, A., Garofalo, R., Moretti, L., Patella, S., Marlinghaus, E., Patella, V.:** Shock waves in the treatment of stress fractures. Ultrasound Med Biol. 2009; 35 (6): 1042–9.

39.   **Oztemur, Z., Ozturk, H., Ozyurek, S., Kaloglu, C.:** The long-term effects of extracorporeal shock waves on the epiphysis of the adolescent rat. J Orthop Sci. 2013; 18 (1): 159–64.

40.   **Paley, D., Chaudrey, M., Pirone, A.M., et al.:** Treatment of malunions and nonunions of the femur and tibia by detailed preoperative planning and Ilizarov techniques. Orthop. Clin. North Am. 21, 1990; 667–691.

41.   **Pannier, S.:** Congenital pseudarthrosis of the tibia. Orthop Traumatol Surg Res. 2011; 97 (7): 750–61.

42.   **Pape, H.C., Marcucio, R., Humphrey, C., Colnot, C., Knobe, M., Harvey, E.J.:** Trauma-induced inflammation and fracture healing. J Orthop Trauma. 2010; 24 (9): 522–5.

43.   **Ren, Y., Liu, B., Feng, Y., Shu, L., Cao, X., Karaplis, A., Goltzman, D., Miao, D.:** Endogenous PTH Deficiency Impairs Fracture Healing and Impedes the Fracture-Healing Efficacy of Exogenous PTH(1-34). PLoS One. 2011; 6 (7): e23060.

44.   **Rodriguez-Merchan., E.C, Forriol F.:** Nonunion: general principles and experimental data. Clin Orthop Relat Res. 2004; (419): 4–12.

45.   **Rompe, J.D., Rosendahl, T., Schöllner, C., Theis, C.:** High-energy extracorporeal shock wave treatment of nonunions. Clin Orthop. 2001; 387: 102–111.

46.   **Röszer, T.:** Inflammation as death or life signal in diabetic fracture healing. Inflamm Res. 2011; 60 (1): 3–10.

47.   **Schaden, W., Fischer, A., Sailler, A.:** Extracorporeal shock wave therapy of nonunion or delayed osseous union. Clin Orthop Relat Res. 2001; (387): 90–4.

48.   **Schindeler, A., McDonald, M.M., Bokko, P., Little, D.G.:** Bone remodeling during fracture repair: The cellular picture. Semin Cell Dev Biol. 2008; 19 (5): 459–66.

49.   **Schleberger, R., Senge, T.:** Noninvasive treatment of long bone pseudoarthrosis by shock waves (ESWL) Acta Orthop Trauma Surg. 1992; 111: 224–7.

50.   **Sloan, A., Hussain, I., Maqsood, M., Eremin, O., El-Sheemy, M.:** The effects of smoking on fracture healing. Surgeon. 2010; 8 (2): 111–6.

51.   **Szczesny, G,:** Molecular aspects of bone healing and remodeling. Pol J Pathol. 2002; 53 (3): 145–53.

52.   **Szczesny, G., Olszewski, W.L., Zagozda, M., Rutkowska, J., Czapnik, Z., Swoboda-Kopec, E., Górecki, A.:** Genetic factors responsible for long bone fractures non-union. Arch Orthop Trauma Surg.

2011; 131 (2): 275–81.

53. **Taki, M., Iwata, O., Shiono, M., Kimura, M., Takagishi, K.:** Extracorporeal shock wave therapy for resistant stress fracture in athletes: a report of 5 cases. Am J Sports Med. 2007; 35 (7): 1188–92.

54. **Tam, K.F., Cheung, W.H., Lee, K.M., Qin, L., Leung, K.S.:** Delayed stimulatory effect of low-intensity shockwaves on human periosteal cells. Clin Orthop Relat Res. 2005; 438: 260–5.

55. **Tamma, R., dell'Endice, S., Notarnicola, A., Moretti, L., Patella, S., Patella, V., Zallone, A., Moretti, B.:** Extracorporeal shock waves stimulate osteoblast activities. Ultrasound Med Biol. 2009; 35(12): 2093–2100.

56. **U.S. Department of Health and Human Services:**
FDA U.S. Food and Drug Administration; www.fda.gov, 1986.

57. **Vogel, J., Hopf, C., Eysel, P., Rompe, J.D.:** Application of extracorporeal shock waves in the treatment of pseudarthrosis of the lower extremity: preliminary results. Arch Orthop Trauma Surg. 1997; 116: 480–3.

58. **Wang, C.J.:** An overview of shock wave therapy in musculoskeletal disorders. Chang Gung Med J. 2003; 26 (4): 220–32.

59. **Wang, C.J.:** Extracorporeal shockwave therapy in musculoskeletal disorders. J Orthop Surg Res. 2012; 7: 11. doi: 10.1186/1749–799X-7-11.

60. **Wang, C.J., Chen, H.S., Chen, C.E., Yang, K.D.:** Treatment of nonunions of long bone fractures with shock waves. Clin Orthop Rel Res. 2001; 387: 95–101.

61. **Wang, Y., Wan, C., Gilbert, S.R., Clemens, T.L.:** Oxygen sensing and osteogenesis. Ann N Y Acad Sci. 2007; 1117: 1–11.

62. **Wang, F.S., Wang, C.J., Huang, H.J., et al.:** Physical shock wave mediates membrane hyperpolarization and ras activation for osteogenesis in human bone marrow stromal cells. Biochem Biophys Res Commun. 2001; 287 (3): 648–55.

63. **Wang, F.S., Wang, C.J., Chen, Y.J., Chang, P.R., Huang, Y.T., Sun, Y.C., Huang, H.C., Yang, Y.J., Yang, K.D.:** Ras induction of superoxide activates erk-dependent angiogenic transcription factor hif-1alpha and VEGF-a expression in shock wave-stimulated osteoblasts. J Biol Chem. 2004; 279 (11): 10331–7.

64. **Wang, F.S., Yang, K.D., Chen, R.F., et al.:** Extracorporeal shock wave promotes growth and differentiation of bone-marrow stromal cells toward osteoprogenitors associated with induction of TGF-1. J Bone Joint Surg. 2002; 84B: 457–461.

65. **Wang, F.S., Yang, K.D., Kuo, Y.R., Wang, C.J., Sheen-Chen, S.M., Huang, H.C., Chen, Y.J.:** Temporal and spatial expression of bone morphogenetic proteins in extracorporeal shock wave promoted healing of segmental defect. Bone. 2003; 32 (4): 387–96.

66. **Wang, C.J., Yang, K.D., Ko, J.Y., Huang, C.C., Huang, H.Y., Wang, FS.:** The effects of shockwave on bone healing and systemic concentrations of nitric oxide (NO), TGF-beta1, VEGF and BMP-2 in long bone non-unions. Nitric Oxide. 2009; 20 (4): 298–303.

67. **Weber, B.G., Cech, O.:** Pseudoarthrosis: Pathology, Biomechanics, Therapy, Results. Hans Huber Medical, Berne, Switzerland. 1976.

68. **Weber, B.G., Cech, O.:** Pseudoarthrosis. New York, Grune and Stratton. 1976.

69. **Wixted, J.J., Fanning, P., Rothkopf, I., Stein, G., Lian, J.:** Arachidonic acid, eicosanoids, and fracture repair. J Orthop Trauma. 2010; 24 (9): 539–42.

70. **Xu, J.K., Chen, H.J., Li, X.D., Huang, Z.L., Xu, H., Yang, H.L., Hu, J.:** Optimal intensity shock wave promotes the adhesion and migration of rat osteoblasts via integrin β1-mediated expression of phosphorylated focal adhesion kinase. J Biol Chem. 2012; 287 (31): 26200–12.

股骨头坏死

冲击波疗法对股骨头缺血性坏死的治疗策略

/ Sergio Russo

摘要

股骨头坏死是一种严重的骨血管疾病，发病率为 0.1%。该病常伴有剧烈的疼痛和关节进行性破坏，因此严重影响患者的生活质量。保守治疗包括口服药物和减轻负重。

全髋关节置换术是晚期病变的唯一选择。聚焦式冲击波是一种新兴的治疗方法，可以缓解各期股骨头坏死症状。聚焦式冲击波对于 I 期和 II 期（根据 Ficat 和 Arlet 分期）股骨头坏死尤其有效，可使病变完全恢复。

引言

骨坏死是指骨组织实质成分死亡伴随着骨基质重塑为特征的病理解剖形态变化。骨坏死后骨骼的正常结构发生改变，通常会导致结构性塌陷[5]。

这种疾病涉及各个年龄段，在婴儿表现为 Legg-Calvè-Perthes 疾病（儿童股骨头缺血性坏死），在青少年因骨骺分离发病，在青年人中因全身性疾病而发病或是暴力创伤的后遗症，而老年人常继发于股骨颈骨折。

股骨头坏死是一种高度致残的疾病，经常导致髋关节的完全破坏。一旦到了疾病晚期，唯一可行的治疗方法就是全髋关节置换。

根据美国国家骨坏死基金会和骨坏死研究教育中心的资料，因股骨头坏死而接受手术治疗的患者平均年龄为 38 岁。考虑到这些患者的预期寿命，可以预测在首次手术后，还需要进行后续手术来替换假体。

为了阻止骨坏死的进展并恢复股骨头的完整性，人们提出一些治疗方法，如单独应用股骨头髓芯减压术或髓芯减压术联合富血小板血浆治疗及截骨术等，但尚无证据表明上述治疗是完全有效的。

因此，股骨头坏死严重影响患者的生活质量，医疗费用高，患者暂时或永久失去劳动能力，给社会带来巨大的经济负担。

不断有研究探索预防股骨头塌陷和相关后遗症的有效治疗方式。

近年来，冲击波在骨坏死治疗中的应用得到了越来越多的证据支持。基于其治疗假关节的疗效和促进继发性血运重建的作用，冲击波已被广泛应用于治疗骨坏死，尤其是股骨头坏死。

诊断方法和分期

目前可用的诊断手段有：放射线检查、核素骨扫描、CT、MRI 和活检。

放射线检查

需拍摄髋关节前后位和蛙式侧位片。Ficat 和 Arlet 提出了包括 4 个阶段影像学表现的分类方法 [5, 13, 19]。

早期治疗可显著改善预后。

Ⅰ期　X 线检查正常。

Ⅱ期　股骨头外形正常，但可见与修复过程相关的征象，以及在正常和坏死骨组织之间形成边缘硬化的高密度影。组织学上，这些区域是新生骨内膜与坏死骨小梁同时存在。另一种征象是在高密度的硬化边缘下有一个透明区域，它与病理解剖学中描述的纤维血管组织相对应。

Ⅲ期　X 线片示骨小梁骨折或塌陷，甚至股骨头变扁。骨小梁骨折的典型标志是坏死骨框架内，可见高透过度与关节面平行的新月形线（新月征），在髋臼下或中央凹边缘出现阶梯样塌陷。

Ⅳ期　继发于股骨头塌陷的骨关节改变很明显：关节间隙狭窄、边缘骨赘和囊性区改变。

骨三相显像（TPBS）

长期以来，骨三相显像对于怀疑骨坏死且 X 线检查结果阴性的患者是一种重要的检查方法[10]。

磁共振成像（MRI）

MRI 是诊断股骨头坏死最有效的方法。

MRI 是目前诊断股骨头缺血性坏死最有效的影像学方法。在 X 线、CT 和骨三相不能显示的病灶，在 MRI 中无论是位置还是大小都可以看到。

MRI 结果阴性但活检发现骨坏死的病例极为罕见。磁共振成像也有助于监测该病的治疗效果，因为它可以追踪血管重建情况[10]。

最先出现的坏死征象是在 SE 序列 T_1 加权图像（自旋回波）或 STIR 成像［短时间反转恢复：如常规反转恢复（IR）序列；其特征是信号与 T_1 有显著的相关性，脂质信号的部分或全部抑制］中呈现的低密度带。组织学检查证实这条低密度带是正常骨和缺血骨的交界区[10]。

在 T_2 加权图像中，在第 1 条线外还可见另外 1 条高信号线，称这一发现为"双线征"。高信号反应局部水含量增加，这种现象与坏死骨周围形成的纤维血管组织充血有关[10]。

CT 成像

随着 MRI 的普及，基本已不再使用 CT 评估股骨头坏死。CT 检查花费高，对患者辐射大，而且灵敏度差。但如果患者佩戴起搏器或有髓内骨固定等特殊情况，需要使用 CT 检查（多数都是创伤后股骨头坏死）。

活检

活检是最敏感的方法，但它是一种侵入性的方式，不作为常规诊断手段。

分类

Ficat 和 Arlet 分类方法将Ⅲ期病变分为 3 个亚型，增加到 6 期[19]。这种分类的创新之处在于对股骨头每一期的受累程度都进行了量化。

病变程度分为轻度（股骨头受累小于 15%）、中度（15%～30%）或重度（超过 30%）。

1987 年，日本研究委员会提出了一种新的分类方法，在 Ficat 和 Arlet 研究的基础上引入了病变的放射学定位和预后之间的关系。这种分类包括 3 种类型的病变[13]：

A 型　股骨头内侧病变，进展风险低；

B 型　中心病变，以中等严重程度的预后为特征；

C 型　股骨头外侧病变，预后最差。

最近，国际骨循环研究会（Association Research Circulation Osseous，ARCO）提出了一种新的国际分类方法，该方法看起来是目前研究骨坏死最有效的方式，其延续了 Ficat 的 4 个分期，同时结合了日本研究委员会提出的量化股骨头病变程度和部位的概念[16]。

根据 Ficat 和 Arlet 的最佳分类方法。

治疗方法

约 85% 未经治疗的股骨头坏死属于 Ficat Ⅰ期或Ⅱ期，5 年后股骨头会出现结构性塌陷[5, 8]。

因此，有必要对多种早期病变进行合理治疗。实际上，如果及时发现并进行正确治疗，受累骨可能会完全恢复正常。

本病的治疗主要有两种方法：保守治疗和手术治疗。治疗方式取决于许多因素，股骨头坏死的分期最重要：Ficat Ⅳ期的治疗仅为全髋关节置换术或髋关节融合术，而股骨头坏死早期首选保守治疗，骨坏死进程可能停止并开始修复。

保守治疗

减少股骨头负重至关重要。

限制患侧下肢负重有重要意义，可以减少加在股骨头上的压力。

笔者强调使用双拐至少 8 ~ 12 周，根据患者的承受能力，也可延长到 1 年。期间可进行运动疗法，以保持肌肉张力，特别是股四头肌和臀肌。限制负重虽然在治疗股骨头坏死中具有重要意义，但并不是唯一的治疗方式，必须辅以其他治疗。

手术治疗

目前最常用的术式有：

| 髓芯减压术（钻孔活检）[8]；
| 截骨术 [3]；
| 骨移植 [17]；
| 关节成形术或关节固定术 [4, 18]；
| 全髋关节置换术 [18]。

冲击波疗法

冲击波疗法成为保守治疗和手术治疗的重要替代疗法。

自从首次采用体外冲击波对骨折不愈合且合并局部骨坏死（腕舟骨骨折）进行治疗以来，发现冲击波治疗前后 MRI 中 T_1 和 T_2 信号发生了变化，代表应用冲击波后产生了强烈的新陈代谢过程 [2, 12]。

该数据代表不同血管相中组织水含量的变化，因此，1995 年就有人推测冲击波治疗可以促进骨组织中血管生成 [2]。

在随后的几年里，许多实验研究揭示了一系列的代谢或酶的作用，最重要的是血管内皮生长因子和一氧化氮的增加，这支持了先前的理论 [3, 5]。

在此假设的基础上，于 1996 年首次开展了治疗 "月骨缺血性坏死"（Kienbock's 病 [26]）的实验研究 [15]。

基于这些初步的良好疗效，冲击波治疗适应证也扩展到股骨头坏死和一般的血管性骨病 [1, 14]。意大利那不勒斯大学的那不勒斯学院首先将冲击波应用于这一新领域，其治疗的案例最多，从 1996 年至今治疗了 600 多名患者。

为此，由 Storz Medical AG（Tagerwilen，CH）生产的 Modulith SLK，一种带线圈的电磁碎石机，可通过红外摄像机（Lithotrack）提供导航定位。

这台设备的特点如下：

| 焦点深度（16 cm）；
| 焦点尺寸（4 mm × 50 mm）；
| "在线"放射成像和超声检查；
| 冲击波源空间定向广泛；
| 计算机定位精确度极高 [7]。

这些独特的性能保证患者在安全范围内进行有效的治疗。患者仰卧在电动床上，放射成像与先前进行的 MRI 检查相结合，在前后位并旋转 30° 可以识别和定位治疗区域。沿三个空间轴改变床的位置，使目标与组合导航系统（Lithotrack，Modulith SLK，Storz Medical AG，瑞士）预定的区域一致。

附加的在线超声识别功能将同时帮助医师确定冲击波的最佳入射窗口，其聚合角为 62°。这样可以尽量避开髋臼边缘以及该区域存在的重要血管、神经结构。

超声导航对于有效的冲击波治疗很重要。

该治疗包括间隔 24 h 的多次治疗（2～4 次），逐渐增加功率，最大为 0.69 mJ/mm^2，每次治疗最多 3 000～4 000 个脉冲。

患者在治疗期间和结束后 30 d 内需要使用拐杖，以减轻患侧髋关节的负重。第 1 个月随访仅做临床查体，在第 3 个月和第 6 个月时可复查 MRI，也可以检查动态骨三相。如果患者仍有持续疼痛，尽管程度轻微，也应该在治疗 30 d 后进行第 2 轮治疗，其强度和脉冲数与前一次治疗相同。在这种情况下，应尝试调整压力波输入的范围，如果治疗失败，至少部分原因可能与坏死区域定位不当有关。

纳入或排除标准参照一般的国际标准：ARCO 分级 I 期和 II 期疗效较理想，而 III 期病变治疗成功率较低。不要期望超过 III 期的患者会从治疗中受益，这种情况下，随时间的延长，止痛作用将很有限。

结果

那不勒斯学院与其他中心的经验完全一致，结果如下[21~24]：

| 在所有接受治疗的患者中，I 期患者疼痛均有显著减轻。
| 对于 II 期患者，不足 25% 的病例可能需要在第 1 轮冲击波治疗 1 个月后进行第 2 轮治疗，之后疼痛才能完全缓解。实际上，疼痛很难立刻、完全地缓解，因此尽管对治疗反应有广泛的差异，仍建议进行第 2 轮冲击波治疗。
| III 期患者经冲击波治疗后疼痛有所减轻，但是疗效不稳定，随后 5 年里由于治疗失败而接受外科手术的人数可能达到 66%。

从 Harris Hip 评分（HHS[11]）代表的功能方面看，I 期患者的功能恢复良好，II 期患者疗效不理想，III 期患者的疗效较差。

MRI 结果与 VAS 量表和 Harris 髋关节评分的变化密切相关：

| 在 I 期和 II 期病例中 MRI 信号强度完全恢复的患者，疼痛也完全消退，Harris 髋关节评分同样令人满意。
| 疼痛部分消失但 HHS 评分欠佳的 II 期患者，以及所有 HHS 评分较差的 III 期患者，仅有 MRI 信号强度降低，病变区域有时会减小。

图 1 和图 2 展示了 2 例冲击波治疗成功案例。图 3 详细显示了治疗

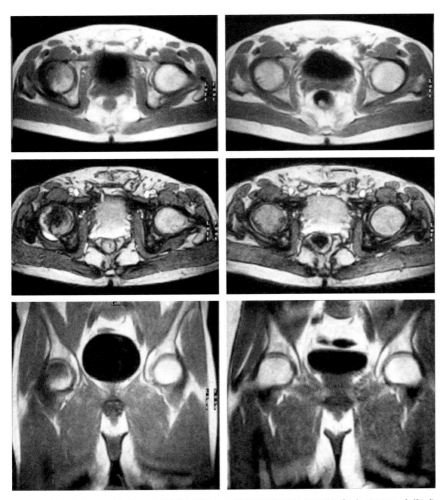

图 1 临床案例 1：继发于皮质类固醇治疗的早期股骨头坏死患者（ARCO Ⅰ期或Ⅱ期）

左侧为 ESWT（体外冲击波疗法）治疗前的 MRI 图像；右侧为 ESWT 疗程后 3 个月随访的同一患者的 MRI 图像，病变几乎完全消失

后 6 个月时视觉模拟疼痛评分的变化如下：

| 36% 的冲击波治疗病例疼痛消失。
| 在 43% 的患者中，疼痛至少比初期确切地减少了 70%。
| 21% 的病例经治疗疼痛无变化。

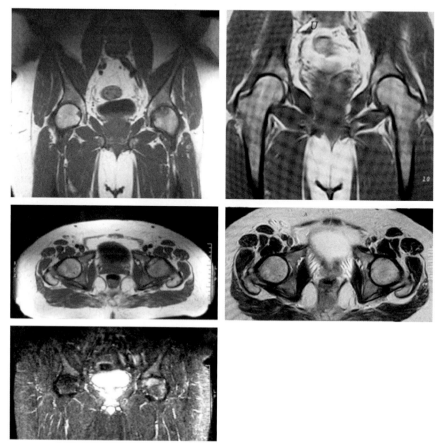

图 2　临床案例 2：因皮质类固醇导致股骨头坏死患者

左 3 幅为 ESWT 治疗前的 MRI 图像；右 2 幅为治疗后 3 个月的 MRI，显示病灶明显减小

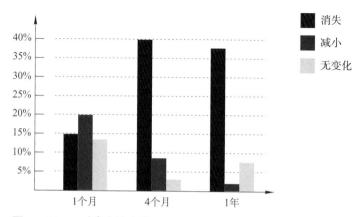

对 252 例 I 期和 II 期患者随访 1 年（8 例失访）。

图 3　ESWT 对疼痛的疗效

所有疼痛完全消失且持续时间较长的患者，关节活动度也得到恢复，他们在治疗前关节活动是明显受限的。疼痛部分减轻的许多病例，疼痛迁延可能与患髋使用不当致关节周围组织发生改变有关。冲击波适当联合其他物理治疗即可解决这一问题[20]。

讨论

自 1996 年以来，笔者一直在用 ESWT 治疗股骨头缺血性骨关节炎。如上述两个病例所示，早期（ARCO Ⅰ期和Ⅱ期）患者的治疗取得了最好的效果；Ⅱ期患者可能需要第 2 轮治疗；对于Ⅲ期患者，通常只能暂时减轻疼痛。疼痛减轻之后行 MRI 检查可以记录治疗结果。

体外冲击波的主要生物学效应之一是使局部血流量增多，同时伴随血管内皮生长因子和一氧化氮合酶活性升高相关的毛细血管密度（新生血管）增加[6, 9]。

近年来，研究者的注意力也集中十由冲击波"刺激"常驻干细胞介导组织再生。实际上，对其他组织（主要是心肌）进行的后续研究也显示了冲击波对干细胞的作用，从而引出了"分化改变"的假说，也可以根据所治疗组织的不同，对某种预定细胞亚型进行增殖刺激。

体外冲击波治疗本病的另一作用机制可能与空化射流诱导的效应有关[25]。这种效应可以通过股骨头部分骨板的断裂使股骨头减压。另一方面，虽然目前还不清楚高髓质压力是坏死过程的原动力还是其结果，但降低髓质压力对取得正向治疗结果是明确的。基于 Ficat 的髓芯减压 - 活检技术同样力求达到这一目的，即降低股骨头的髓内压力。冲击波将实现一个非手术的"髓芯减压"，使间质液体不再局限于骨板之间的小空间而在髓内重新分配[14]。

在骨组织上施加冲击波过程中出现空化现象的实验证据支持了该假说。此外，坏死区域的血运重建机制和髓质减压机制可能协同促进疾病的治愈[6, 9, 14]。

施加体外冲击波的重要作用是增加局部血流量及刺激血管内皮生长因子和一氧化氮释放。

目前，尚不完全清楚为何初次应用冲击波即可减轻疼痛症状，机械刺激内皮细胞释放物质诱发血管新生不能完全解释为何疼痛迅速消失。关于冲击波作用机制还有许多模糊点，因为很难建立体内实验模型并在该模型上对疾病的不同时间点和阶段进行组织学评估。

（张带）

参考文献

1.   **Alves, E.M., Angrisani, A.T., Santiago, M.B.:** The use of extracorporeal shock waves in the treatment of osteonecrosis of the femoral head: a systematic review. Clin Rheumatol. 2009; 28(11): 1247–51. doi: 10.1007/s10067-009-1231-y. Epub 2009 Jul 17.

2.   **Corrado, B., Russo, S., Gigliotti, S.. de Durante, C., Canero R.:** Shock waves in treatment of carpal scaphoid non-abstracts. 2nd ESMST Congress, London

3.   **Dean, M.T., Cabanela, M.E.:** Transtrochanteric anterior rotational osteotomy for avascular necrosis of the femoral head. JBJS 1993; 75B (4): 597–601.

4.   **Dudkiewicz, I., Covo, A., Salai, M., Israeli, A., Amit, Y., Chechik, A.:** Total hip arthroplasty after avascular necrosis of the femoral head: does aetiology affect the results? Arch Orthop Trauma Surg 2004; 124(2): 85–95.

5.   **Ficat, R.P.:** Idiopathic bone necrosis of the femoral head. Early diagnosis and treatment. J Bone Joint Surg Br. 1985; 67(1): 3–9.

6.   **Gotte, G., Amelio, E., Russo, S., Marlinghaus, E., Musci, G., Suzuki, H.:** Short-time non-enzymatic nitric oxide synthesis from L-Arginine and hydrogen peroxide induced by shock waves treatment. FEBS Letters 520. 2002; 153–155.

7.   **Hagelauer, U., Russo, S., Gigliotti, S., de Durante, C., Corrado, E.M.:** Interactive navigation system for shock wave applications. Comp Aided Surg 2001(1).

8.   **Maniwa, S., Nishikori, T., Furukawa, S., Kajitani, K., Iwata, A., Nishikawa, U., Ochi, M.:** Evaluation of core decompression for early osteonecrosis of the femoral head. Arch Orthop Trauma Surg. 2000; 120 (5–6): 241–4.

9.   **Mariotto, S., Cavalieri, E., Amelio, E., Campa, A., Marlinghaus, E., Russo, S., Suzuki, H.:** Extracorporeal shock waves: from lithotripsy to anti-inflammatory action by NO production. Nitric Oxide 12. 2005; 89–96.

10. **Mitchell, M.D., Kundel, H.L., Steinberg, M.E., HY Kressel, A Alavi, A., Axe, L.:** Avascular necrosis of the hip: comparison of MR, CT, and scintigraphy. Am J Rradiol 1986, 147: 67–71.

11. **Nilsdotter, A., Bremander, A.:** Measures of Hip Function and Symptoms: Harris Hip Score (HHS), Hip Disability and Osteoarthritis Outcome Score (HOOS), Oxford Hip Score (OHS), Lequesne Index of Severity for Osteoarthritis of the Hip (LISOH), and American Academy of Orthopedic Surgeons (AAOS) Hip and Knee Questionnaire. Arthritis Care & Res 2011; 63(S11): 200–207.

12. **Notarnicola, A., Moretti, L., Tafuri, S., Gigliotti, S., Russo, S., Musci,L., Moretti, B.:** Extracorporeal shockwaves versus surgery in the treatment of pseudoarthrosis of the carpal scaphoid. Ultras Med. & Biol. 2010; 36(8): 1306–1313.

13. **Ono, K.:** Diagnostic criteria, staging system, and roentogenographic classification of avascular necrosis of the femoral head (steroid induced, alcohol associated, or idiopathic nature) (in. In: Ono K, ed. Annual report of Japanese investigation committee for intractable diseases, avascular necrosis of the femoral head. Tokyo Japan: Ministry of Healt and Welfare. 1987; pp 331–336.

14. **Russo, S., Galasso, O., Corrado, B., Andretta, D.:** Le onde d'urto nel trattamento dell'osteonecrosi della testa del femore agli stadi iniziali G.I.O.T. VOL XXV fasc. 2 Dicembre 1999.

15. **Russo, S., Lanza, F., Passaretti, U., Corrado, E.M.:** Diagnosis and early treatment of aseptic bone necrosis with high energy shock waves: preliminary notes. J Hand Surg-Bri Eur 1996; 21(1): 15–15.

16. **Schmitt-Sody, M, Kirchhoff, C., Mayer, W., Goebel, M., Jansson, V.:** Avascular necrosis of the femoral head: inter- and intraobserver variations of Ficat and ARCO classifications. Int.Orthop. June 2008, V 32, Issue 3, pp 283–287 2007.

17. **Sen, R.K.:** Management of avascular necrosis of femoral head at pre-collapse stage. Indian J Ortop. 2009; 43(1): 6–16.

18. **Seyler, T.M., Cui, Q., Mihalko, W.M., Mont, M.A., Saleh, K.J.:** Advances in hip arthroplasty in the treatment of osteonecrosis. Instr Course Lect. 2007; 56: 221–33.

19. **Steinberg, M.E., Hayken, G.D., Steinberg, D.R.:** A quantitative system for staging avascular necrosis. JBJS Br. 1995; 77: 34–41.

20. **Vulpiani, MC, Vetrano, M., Trischitta, D., Scarcello, L., Chizzi, F.,Argento, G., et al.:** Extracorporeal shock wave therapy in early osteonecrosis of the femoral head: prospective clinical study with long-term follow-up. Arch Orthop Trauma Surg. DOI 10.1007/s00402-011-1444-9.

21. **Wang, C.J., Ko. J.Y., Chan, Y.S., Lee, M.S., Chen, J.M., Wang, F.S., Yang, K.D., Huang, C.C.:** Extracorporeal shockwave for hip necrosis in systemic lupus erythematosus Lupus. 2009; 18 (12): 1082–6.

22. **Wang, C.J., Wang, F.S., Ko, J.Y., Huang, H.Y., Chen, C.J., Sun, Y.C., Yang, Y.J.:** Extracorporeal shockwave therapy shows regeneration in hip necrosis. Rheumatology; 2008. 47 (4): 542–546.

23. **Wang, C.J., Wang, F.S., Yang, K.D., Huang, C.C., Lee, M.S., Chan, Y.S., Wang, J.W., Ko, J.Y.:** Treatment of osteonecrosis of the hip: comparison of extracorporeal shockwave with shockwave and alendronate. Arch Orthop Trauma Surg. 2008; 128(9): 901–8. Epub 2007 Dec 1.

82

24. **Wang, C.J., Yang, K.D., Wang, F.S., Ko, J.Y., Huang, C.C.:** Extracorporeal shockwave treatment of osteonecrosis of the femoral head in systemic lupus erythematosis. Lin PJ Arthroplasty. 2006 Sep, 21; (6): 911–5.

25. **Wess, O., Ueberle, F., Dührssen, R.N., Hilcken, D., Krauss, W., Reuner, T., Schultheiss, R., Staudenraus, I., Rattner, M., Haaks, W., Granz, B.:** Working Group Technical Developments Consensus Report. In: Chaussy, C., Eisenberger, F., Jocham, D., Wilbert, D. (eds.): High Energy Shock Waves in Medicine. Georg Thieme Verlag. Stuttgart. 1997. G Wheeless, C.R.: Kienbock's disease: Lunatomalacia, Wheeless' Textbook of Orthopaedics. www.wheelessonline.com 2012.

26. **Wheeless, C.R., Kienbock's disease:** Lunatomalacia, Wheeless' Textbook of Orthopaedics. www.wheelessonline.com 2012.

被忽略的组织：筋膜

冲击波治疗筋膜源性肌肉骨骼疾病

/ Martin Legat

摘要

结缔组织包括皮下筋膜，即包绕在肌肉周围（肌筋膜）及肌腱和肌腱附着处的结缔组织。

在过去的几十年里，整骨界及欧洲学校的医学手册中认为，筋膜结构在引发肌肉骨骼疾病中具有重要作用。

就病理因素而言，整体张力改变如筋膜高张力和局部变化即压痛点，两方面均起作用。尽管疼痛区域位于肌腱附着处，但并不符合由美国风湿病学会（ACR）定义的纤维肌痛症压痛点诊断标准。此外，压痛点不同于触发点，触发点位于肌肉组织中，会引起牵涉痛。在临床实践中，肌肉和筋膜疾患常同时发生，需要同时治疗。

治疗筋膜疾病有几种不同的方法。直接技术即是拉伸，间接技术是放松组织促进其自然复位。这些技术多在整骨疗法中使用。

其他基于罗尔夫按摩疗法的技术，常使用较强的外部处理。近 5 年来，由 Stephen Typaldos 开发的筋膜异常模型引起了越来越多的关注，这些治疗基本上都是促进组织再生和结构复位。

这正是现代冲击波疗法的优势之处，可诱导再生过程、血管扩张、血管生成及增加淋巴回流，人体筋膜组织可以储存大量的淋巴液。但是，关于筋膜病变原理和体外冲击波在此适应证应用的科研却很少。

压痛点是局部筋膜改变引起的。

直接和间接技术。

筋膜异常模型。

引言

近几年，筋膜病理学受到了越来越多的关注，下面简要介绍宏观和微观的认知及基本治疗方法。

肌肉和与之相关的肌腱、韧带和筋膜都存在密切的联系，它们在功能上是一体的，被称为张力线，偶尔也被称为经络。然而，这些经络与针灸经络不同，准确地说，它们构成了基于西方实证解剖为基础

张力线。

的张力线。

在狭义上，筋膜就是结缔组织。结缔组织在人体内有多种重要功能，有结构特性的，也有细胞水平的防御功能[6]。当把结缔组织的营养作用和形态变化作用与张力完整性的概念联系起来考虑时，就显得特别有趣，下一节将更详细地讨论这个理念[4]。

科学背景

结缔组织细胞将多种结构活性物质引入间质，这种间质称为细胞外基质。它是由不溶性蛋白质成分和蛋白多糖组成的，并与水结合，整个系统能够分担由重力和运动引起的负荷。

这种遍布全身的复合体可称为筋膜或筋膜网。在医学上，筋膜是指单个肌肉的鞘膜，但在这里使用的是广义的术语。

筋膜是由胶原蛋白、弹性蛋白、网状蛋白和黏性物质组成的纤维基质。它由黏多糖或葡糖胺聚糖及透明质酸、硫酸软骨素、硫酸角蛋白和硫酸肝素组成。这些胶体是由成纤维细胞和肥大细胞组成的。

这种基质具有生物学活性，它不仅能够合成上述物质，也能在个体活动和损伤时进行一定程度的自身重塑[8]。机械力的作用可以引起结构的变形，从而产生压电效应，这是结缔组织细胞应答的基础[2]。

张力整体性的概念

张力整体性的概念是由建筑师和工程师 Richard Buckminster Fuller 提出的，是张力和整体性的合称，指的是结构的完整性来自张力的均匀传递，这意味着通过结构的压力和张力保持平衡[3]。与持续受压结构相比，张力整体性结构的稳定性更多地体现在弹性而不是刚性上。

在张力整体性模型中，肌筋膜经络是连续的韧带，张力沿着韧带从一个部位传递到另一个部位。肌肉附着处是张力网的附着点，他们是相对独立、向外挤压的压缩点。

最近的研究结果表明，结缔组织基质显然具有类似于液晶的黏弹性[3]。有证据表明，肌筋膜治疗能显著提高结缔组织中液晶成分比例[3]。虽然没有科学的证明，但聚焦式体外冲击波疗法（ESWT）产生的压力波具有这种特殊作用。对组织进行机械性刺激的研究最新发现，机械转导是指机械刺激能引起细胞产生生化反应[3]。参与这一过程的传感器是位于细胞膜外的纤毛[3]，这种感觉细胞对流体剪切力或者对周围流体的运动高度敏感，ESWT 的压力波和张力波也借此发挥作用。

> 机械转导是指机械刺激能引起细胞产生生化反应。

以胸腰筋膜为例，它具有大量的含高水平降钙素基因相关肽和 P 物质的游离的感觉纤维[11]。目前，只能在大鼠体内定量分析这些肽类，在人体标本中也发现了这些纤维的证据（尽管不是定量的）[3]。

> 筋膜有游离的感觉纤维。

实际应用

筋膜病变的诊断主要靠特殊的体格检查。

> 临床诊断。

肌腱附着点病的诊断：
| 触诊受累的肌腱附着处出现压痛；
| 肌肉功能测试。

压痛点诊断：
| 轻微收缩并触及筋膜内组织抵抗力；
| 有压痛但无放散痛。

目前，影像学技术很难确定病因，新型的动态超声对诊断有一定意义。超声弹性成像能够根据传输时间的变化进行评估[10]。

所有筋膜和肌腱附着点的治疗，通常在 2~3 次治疗后出现疼痛加重，经过 4~6 次治疗，症状逐渐减轻。应向患者交代这种情况，从而保证患者的依从性。如果疼痛持续存在，应明确诊断，可以减少剂量和延长治疗间隔。

下肢筋膜通路

外侧筋膜通路

| 大转子；
| 阔筋膜；
| 胫骨外侧结节（Gerdy's 结节）外侧；
| 腓骨小头；
| 小腿前室（图 1）。

外侧筋膜通路。

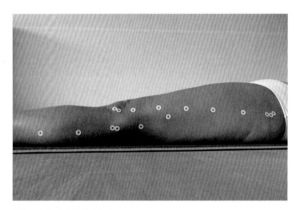

图 1　外侧筋膜通路

然后由腓骨至外踝。

肌腱附着点病变（图 3）和偶发痛点常出现在大转子（图 2）和距大转子 2 cm 的股外侧肌附着点[1]。这些压痛点不符合美国风湿病学会对纤维肌痛诊断的分类标准，但符合 Jones 绘制的痛点图[7]。

鉴别诊断：
| 神经根病，尤其是 L_5 神经根；
| 触发点疼痛，尤其是臀中肌；
| 胫腓骨近端关节紊乱。

获得全面系统的病史才能接下来进行有效的临床检查。有些患者有放散痛，但没有神经功能障碍。在体格检查时，可以看到皮肤收缩，

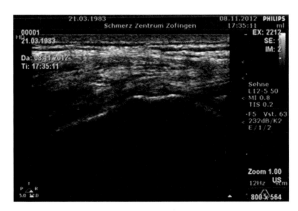

图 2　正常大转子的超声图像

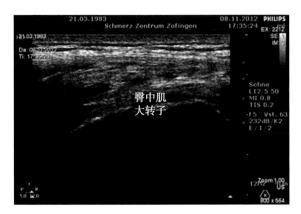

图 3　大转子、臀中肌肌腱增厚的超声图像

最常用的诊断方法是触诊，在触诊肌腱附着点时会出现明显的压痛。偶尔可见组织痉挛，尤其在肌腱附着点和阔筋膜部位，压痛点处可见小的隆起。

影像诊断
超声波排除肌腱和 / 或肌肉损伤。
鉴别诊断之后即可制订 ESWT 治疗方案。

影像诊断。

ESWT 操作步骤
外侧筋膜通路治疗时，患者以仰卧位最佳。根据临床经验，为了方

操作步骤。

便 ESWT 治疗应从大转子处肌肉附着点和／或股外侧肌附着点和腓骨小头开始，然后是阔筋膜和小腿伸肌的结缔组织和肌肉。另外，还可以包括腓骨小头处的分支筋膜（图 4）和膝关节处的胫骨外侧结节。

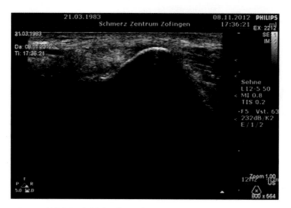

图 4　腓骨小头的超声影像

表 1　ESWT 参数推荐——大转子

	聚焦式冲击波治疗大转子
能量	$0.20 \sim 0.35 \ mJ/mm^2$
频率	$4 \sim 5 \ Hz$
点数	1 500 ~ 1 800
治疗间隔	8 ~ 12 d
疗程	3 ~ 5
输出	Ⅰ 或 Ⅱ

表 2　ESWT 参数推荐——腓骨头

	聚焦式冲击波治疗腓骨头
能量	$0.15 \sim 0.20 \ mJ/mm^2$
频率	$4 \sim 5 \ Hz$
点数	1 500 ~ 1 800
治疗间隔	8 ~ 12 d

续表

聚焦式冲击波治疗腓骨头	
疗程	3 ~ 5
输出	I 或 II

表 3　ESWT 参数推荐——阔筋膜

探头	聚焦式冲击波治疗阔筋膜	放散式冲击波治疗阔筋膜
能量	0.15 ~ 0.20 mJ/mm^2	2 ~ 3 bar
频率	4 ~ 5 Hz	12 ~ 15 Hz
点数	1 500 ~ 1 800	1 800 ~ 2 000
治疗间隔	8 ~ 12 d	5 ~ 7 d
疗程	4 ~ 6	6 ~ 8
输出	I 或 II	标准

腹侧筋膜通路：髂前上棘（ASIS）

⎸缝匠肌；

⎸髌骨内侧支持带；

⎸鹅足韧带（图 5）。

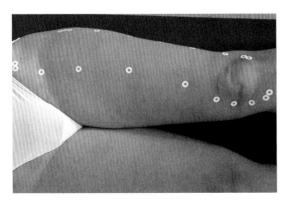

图 5　腹侧筋膜通路

膝关节腹侧、大腿或腹股沟疼痛常与缝匠肌和股直肌的筋膜疾病相关，尤其是缝匠肌远端的鹅足韧带出现强烈的疼痛。有时这些疼痛往往被误诊为内侧半月板病变。

鉴别诊断

| 神经根病，尤其是 L_4 神经根；
| 触发点处的牵涉痛，尤其是在股直肌中间部；
| 内侧半月板病变；
| 髋关节骨性关节炎。

进一步治疗。

另外，治疗也应从肌肉起点即髂前上棘和鹅足肌腱开始，随后是缝匠肌筋膜，沿着这条线，移动到膝内侧支持带，同时也应包括髌骨内侧缘这一骨性的附着点。

疼痛经常放散至小腿内侧，沿着胫骨内侧向下到内踝。筋膜 ESWT 作用于小腿内侧肌群，由腓肠肌表面深入到比目鱼肌，还有胫后肌和姆长屈肌。

表 4　ESWT 参数推荐——鹅足肌腱

	聚焦式冲击波治疗鹅足肌腱
能量	$0.20 \sim 0.35 \ \mathrm{mJ/mm}^2$
频率	$4 \sim 5 \ \mathrm{Hz}$
点数	$1\,500 \sim 1\,800$
治疗间隔	$8 \sim 12 \ \mathrm{d}$
疗程	$3 \sim 5$
输出	I 或 II

表 5　ESWT 参数推荐——髂前上棘

	聚焦式冲击波治疗髂前上棘
能量	$0.20 \sim 0.35 \ \mathrm{mJ/mm}^2$

续表

聚焦式冲击波治疗髂前上棘	
频率	4 ~ 5 Hz
点数	1 500 ~ 1 800
治疗间隔	8 ~ 12 d
疗程	3 ~ 5
输出	I 或 II

表 6　ESWT 参数推荐——内、外侧髌骨

聚焦式冲击波治疗髌骨内外侧缘（支持带）	
能量	0.15 ~ 0.20 mJ/mm^2
频率	4 ~ 5 Hz
点数	1 500 ~ 1 800
治疗间隔	8 ~ 12 d
疗程	3 ~ 5
输出	I 或 II

下肢背侧筋膜通路：髂后上棘（PSIS）

| 坐骨结节；
| 股二头肌筋膜；
| 腓骨小头（图 6）。

背侧筋膜通路的治疗。

筋膜疼痛伴随肌肉症状可能在腘绳肌收缩时出现，因为筋膜疼痛会影响坐骨结节处腘绳肌起点和腓骨小头处股二头肌附着点。此外，当骶髂关节和髂后上棘受累时，筋膜疼痛会从骨盆区域放散。

下肢背侧疼痛症状可以通过腓肠肌筋膜向远端放散到达附着于跟骨的跟腱，并经足底筋膜到达跖骨头[5, 9]。

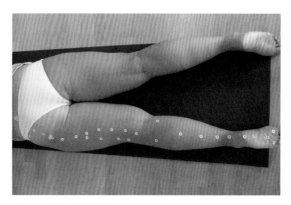

图 6　背侧筋膜通路

鉴别诊断

| S_1 神经根病；

| 由触发点引起的肌肉牵扯痛。

ESWT 治疗应作用于肌肉附着点（表 7），尤其在第 1 次治疗。后续治疗应该包括筋膜的结缔组织。

表 7　ESWT 参数推荐——坐骨结节

	聚焦式冲击波治疗坐骨结节
能量	$0.20 \sim 0.35 \text{ mJ/mm}^2$
频率	$4 \sim 5 \text{ Hz}$
点数	$1\,500 \sim 1\,800$
治疗间隔	$8 \sim 12 \text{ d}$
疗程	$3 \sim 5$
输出	I 或 II

表 8　ESWT 参数推荐——跟腱止点

	聚焦式冲击波治疗跟腱止点
能量	$0.20 \sim 0.35 \text{ mJ/mm}^2$

续表

聚焦式冲击波治疗跟腱止点	
频率	4 ~ 5 Hz
点数	1 500 ~ 1 800
治疗间隔	8 ~ 12 d
疗程	3 ~ 5
输出	I 或 II

肩关节和上肢的筋膜通路

肩胛骨周围压痛和触发点痛。

治疗重点应是斜方肌筋膜、胸腰筋膜和肩部稳定肌肉，如菱形肌（图 7）。

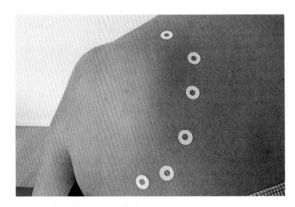

图 7　肩胛骨周围治疗点

表 9　ESWT 参数推荐——肩胛骨

聚焦式冲击波治疗肩胛骨	
能量	0.20 ~ 0.35 mJ/mm^2
频率	4 ~ 5 Hz

聚焦式冲击波治疗肩胛骨	
点数	1 500 ~ 1 800
治疗间隔	8 ~ 12 天
疗程	3 ~ 5
输出	Ⅰ 或 Ⅱ

上肢桡侧筋膜通路：斜方肌上缘

⎸肩峰；

⎸三角肌粗隆；

⎸肱骨外上髁；

⎸前臂桡侧（图 8）。

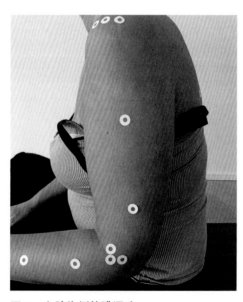

图 8 上肢桡侧筋膜通路

　　筋膜疼痛可累及由斜方肌的上缘，传播到肩峰边缘。疼痛可通过上臂外侧传至肱骨外上髁（图 8，图 9）。

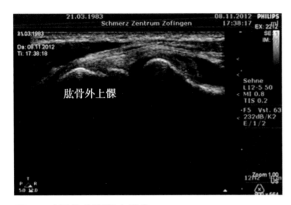

图 9 肱骨外上髁超声影像

鉴别诊断

| C_6 神经根病；
| 冈上肌和大圆肌触发点的牵涉痛。

　　肱骨外上髁（网球肘）是这条筋膜通路的重点，经常单独受累。然而，治疗时应包括整个桡侧筋膜，因为它会受网球肘的放散痛影响。如果只治疗网球肘的症状，则疗效欠佳。

筋膜通路的重点。

表 10　ESWT 参数推荐——肩峰边缘

	聚焦式冲击波治疗肩峰边缘
能量	$0.15 \sim 0.20 \text{ mJ/mm}^2$
频率	4 ~ 5 Hz
点数	1 500 ~ 1 800
治疗间隔	8 ~ 12 天
疗程	3 ~ 5
输出	I 或 II

表 11　ESWT 推荐参数——肱骨内、外上髁

	聚焦式冲击波治疗肱骨内、外上髁
能量	$0.15 \sim 0.20$ mJ/mm^2
频率	$4 \sim 5$ Hz
点数	$1\,500 \sim 1\,800$
治疗间隔	$8 \sim 12$ 天
疗程	$3 \sim 5$
输出	I 或 II

上肢尺侧筋膜通路：肱骨内上髁
| 前臂尺侧。

很少有关于上肢内侧筋膜疼痛的报告。主要是前臂肱骨内上髁附着点病变累及前臂，疼痛通过屈肌筋膜向手部放散。

（海虹）

参考文献

1. **Barnes, J.:** Myofascial release. Paoli. 1990; PA (1-800-347-2425).
2. **Currier, D., Nelson, R., eds.:** Dynamics of human biologic tissues. Philadelphia. 1992; FA Davis.
3. **Fascia Research Congress:** Vancouver. March 28–30, 2012.
4. **Fuller, B.:** Synergetics. New York: Macmillan. 1975: ch 7.
5. **Gerdesmeyer, L., Frey, C., Vester, J., et al.:** Radial extracorporeal shock wave therapy is safe and effective in the treatment of chronic recalcitrant plantar fasciitis: results of a confirmatory randomized placebo-controlled multicenter study. Am J Sports Med. 2008 Nov; 36(11): 2100–9.
6. **Gray's Anatomy; 38th edn. New York:** Churchill Livingstone; 1995: 75.
7. **Jones, LH.:** Strain and Counterstrain. Newark, OH: American Academy of Osteopathy. 1981.
8. **Leonard, C.T.:** Bone marrow-derived cells: the influence of aging and cellular senescence. Handb Exp Pharmacol. 2007; 180: 67–88.
9. **Ogden, J.A., Alvarez, R., Levitt, R., et al.:** Shockwave therapy for chronic proximal plantar fasciitis. Clin. Orthop. 2001; 387: 47–59.
10. **Pedersen, M., Fredberg, U., Langberg, H.:** Sonoelastography as a Diagnostic Tool in the Assessment of Musculoskeletal Alterations: A Systematic Review. European Journal of Ultrasound. 2012; 33: 441–446.
11. **Tesarz, J., Hoheisel, U., Wiedenhöfer, B., Mense, S.:** Sensory innervation of the thoracolumbar fascia in rats and humans. Neuroscience. 2011; 07.066.

无创"针灸"疗法

冲击波替代有创针灸治疗

/ Heinrich Everke

摘要

穴位按摩和针灸是起源于传统中医学的非常古老的医学技术，这项技术通过刺激皮肤、肌肉和肌腱的压力敏感点，达到对整个机体的调节。冲击波疗法是近些年治疗骨骼肌肉疾病的新技术。经过 10 年的实证研究，开发出一种利用弹道式冲击波刺激压敏穴位的新方法。与单纯针灸疗法相比，应用冲击波进行针灸治疗慢性腰痛、髋关节炎、膝关节炎等疾病效果更好、痛苦更少。

引言

针灸是一种古老的治疗方法，不仅在中国，在其他文化中也以这样或那样的形式存在。

许多考古发现表明，"针刺和烧灼"（针灸的中文直译）疗法在印度和欧洲也有悠久的历史。在不同文化中，对皮肤上压力、冷热敏感区施加刺激的技术差异很大，这取决于当时的知识和资源 [6, 8]。

针灸和类似的治疗方法不仅在中国古代医学中使用，而且几乎在世界上每一种文化中都有应用。

关于针刺在医学中的使用，最早、最准确的记录可以追溯到中国古代。然而，对这种技术作用机制的解释是基于道家哲学和当时的人生观。人们普遍认为，人体的生命能量，即"气"，是通过经络流动的，就像血液流经血管一样；并认为穴位是经络上的一种小孔，可以利用针刺穴位来影响气的流动，用这种假设尝试解释针灸的作用机制 [13]。

今天，"针灸"这个术语包含许多用来刺激内源性反应的技术。根据人们目前的认识，穴位具有密集的压力、温度和痛觉感受器 [5, 12]。

针灸医师需要具备特定的技能来刺激这些感受器，以这种方式使人体产生所需的反射。这些反射不仅会引起局部的反应，还会被中枢感知并有意识或无意识地进行处理。定期重复这样的刺激会形成并储存反射链，这些反射链可以根据需要被重复触发。这就解释了针灸产生的效果比短暂的局部刺激更为持久的原因。在不同疾病治疗中综合不同穴位以及刺激穴位的规则可以追溯到中国古代 [7, 9, 13]。

另一方面，弹道式冲击波是最新的治疗方式之一。它们与高强度按摩相似，是刺激组织中压力感受器的理想方法[15]。

2003年，Storz医学有限公司向笔者提供了第1个能满足针灸治疗要求的冲击波系统。该系统的冲击波探头足够小，仅为6 mm，可将冲击波对准所需的穴位（图1）。冲击波的能量和频率可以这样选择：在不引起任何疼痛的情况下，冲击波产生适度的刺激来激发穴位的压力感受器。

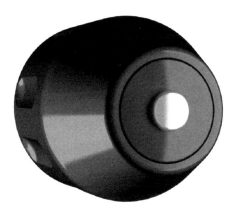

图1　用于针灸的探头

目前笔者所做的研究表明，低能量弹道式冲击波对许多适应证的治疗比针刺疗效更佳[2, 3]，在所有需要刺激压力感受器的病例中都能得到这样的结果，而一些综合征对针刺（针刺是激发局部活性组织激肽的理想方法）联合冲击波针灸治疗的也具有良好反应[7]。

本研究最初着重于膝关节和髋关节骨性关节炎的治疗，后来转向研究可以用针灸治疗的各种疾病，以便将这项新技术的优点与中国古代知识相结合[2, 3]。

对于肌肉和肌腱中的压力感受器来说，低能量弹道式冲击波可能是一种比针刺更好的刺激方式。

常规治疗指南——刺激强度

穴位是位于体表或体表下浅层的压力高度敏感区，仅需低强度刺激就会触发反应。刺激强度的选择应保证患者能够清楚地感受到压力而不感到任何疼痛。疼痛可能会引起病理性的不良反应，从而影响疗效。

迄今的研究表明，在 21 Hz 的冲击频率下，初始压力 1.2 ~ 1.8 bar 就足够了[2, 3]。

位于皮肤表层下每立方毫米受体多的平坦部位比受体少的较深部位所需的刺激强度更小。例如内关穴仅需 10 Hz、1 ~ 2 s 的刺激，而位于臀肌深处的腧穴则需要以 10 ~ 21 Hz 的频率持续刺激 10 ~ 20 s。

然而，穴位的敏感性不仅取决于感受器的密度和它们在组织中的深度，还受环境中的"声学条件"的影响[14, 15]。

例如位于足前部第一和第二跖骨之间的太冲穴，比其他深度、感受器密度均相似的穴位需要更少的刺激时间。这是因为冲击波在跖骨之间传播时被骨皮质部分反射而受阻。许多患者对 21 Hz 1.4 bar 的冲击波治疗强度感到很舒适，这些是笔者常规使用的参数设置。

身体上的薄弱区域

身体上容易出现不良反应的区域包括颅骨、胸部前侧和大血管，这些不良反应包括应用压力波引起的组织损伤或疼痛。

然而，针灸治疗中使用相对柔和的弹道式压力波，其潜在风险远低于液电产生的聚焦式冲击波[4, 15]。

如果治疗位于"薄弱"区域的穴位，可以使用针刺法替代冲击波进行治疗。

治疗间隔

慢性疾病应每隔 2 ~ 3 d 治疗 1 次。在许多情况下，经常只有在治疗后第 2 天观察到阳性反应。有时，疼痛可能会在治疗后的第 2 天暂时加重。在这种情况下，在最初加重的疼痛消失之前，不应进行下次治疗。

第 6 次治疗结束后应间隔 1~2 周，以等待机体的反应。在这段休息时间之后，治疗间隔可以延长，并使用相同的穴位组合来巩固疗效。

第 6 次治疗结束后应该间隔 1~2 周以等待机体的反应。

副作用

冲击波针灸几乎没有副作用。

针灸最常见的副作用是治疗肌肉或韧带的炎症性疾病时，因刺激强度过大引起疼痛加重。过强的刺激作用于皮肤下骨骼的敏感区时，也可能产生剧烈疼痛[1, 4]。

然而，任何由冲击波针灸引起的疼痛都会在 1~2 d 自行缓解而无需治疗。

在极少数病例中，如果毛细血管系统中的血管受损，可能会出现血肿。这种情况在本治疗室完成的 1 000 多次治疗中仅发生过 2 次，在这 2 个发生血肿的病例中，患者均自诉本身易形成位于骨突起处皮下的血肿。在这些部位，冲击波的效应可能比预期的强，而患者的血肿无需治疗。

此外，血栓形成或动脉血管内斑块脱落的风险似乎更多地存在于理论而非实践中。但是，为了最大程度地确保安全，皮下有大血管的部位应该避开，冲击波不要直接作用在局部。

冲击波针灸的临床应用

为了说明冲击波针灸治疗各种疾病的潜力，下面提供一些实例。治疗建议的穴位基于个人的经验，并且着重使用在最重要的穴位。选择穴位和收集刺激种类的参考资料包括南京中医药大学的出版物、乔瓦尼·马西奥西亚和安东·贾亚斯里亚的教科书，以及笔者在越南河内国立针灸研究所同导师吴延泰一起工作时获取的知识。针灸穴位的命名和部位的描述摘自《Seirin 针灸图集》[6, 8, 10]。

大关节痛

只有在关节没有炎症迹象的情况下，才能使用冲击波针灸治疗大关节骨性关节炎。关节急性炎症改变或关节过热或肿胀时只能用针灸治疗，因为在这些情况下，冲击波会加重病情。

针灸穴位的选择和刺激的类型基于中医学原理[10, 13]。

根据疼痛的原发部位（内侧、外侧、腹侧、背侧）和腿部放射痛，在受累的经络上选择局部和远处的穴位。

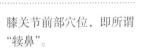

穴位的数量应限制在 12～16 个。

在许多可能用于治疗的穴位中，应选取一些病灶局部和远隔部位的穴位。通常要刺激的穴位数量应限制在 12～16 个。选择的穴位数量越少，其所包含的信息量越高，治疗的准确性越好[11, 13]。

膝关节前部穴位，即所谓"犊鼻"。

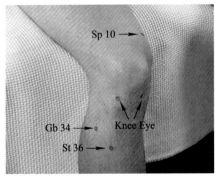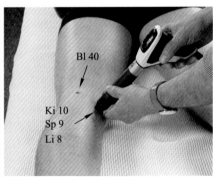

Sp 10. 血海；Gb 34. 阳陵泉；St 36. 足三里；Bl 40. 委中；Ki 10. 阴谷；Sp 9. 阴陵泉；Li 8. 曲泉；Knee Eye. 犊鼻

图 2　膝关节的主要针灸穴位分布

犊鼻　每个部位 200 脉冲。

委中　位于腘窝正中，200 脉冲。

阴谷、阴陵泉、曲泉　可依次刺激，总计 200～400 脉冲

频率　10～15 Hz

这组穴位是治疗膝骨关节炎的重点。对于非复杂性膝骨关节炎患者，应该定期进行刺激治疗，以改善关节囊的血液循环，增加韧带弹性，减轻疼痛。

下面列出了另外一些穴位，它们除了产生局部效应外，还可能有其他效果或益处：

中渎、阳陵泉　降低膝关节外侧关节腔处肌张力。

足三里　缓解疼痛。

三阴交　减少静脉或淋巴管充血。

飞扬　承山　减少腿部背侧肌肉张力。

内、外关节腔正上方高度敏感点的刺激应选用针刺法，在冲击波治疗结束后进行，留针约 20 min。为了保证疗效，患者应在治疗后继续休息一段时间（20 min）。

患者治疗后应休息 20 min。

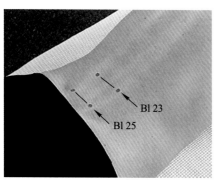
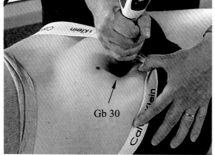

Bl 23. 肾俞；Bl 25. 大肠俞；Gb 30. 环跳

图 3　髋关节的主要针灸穴位

环跳 在臀肌深处，梨状肌上方。刺激应尽可能强烈，以 21 Hz、1.5 ~ 1.8 bar 的初始强度下施加 200 ~ 400 脉冲。

风市和中渎 大腿外侧大转子和股骨外上髁之间的两个条状压敏区域。刺激强度应低于环跳，每个穴位 200 脉冲（10 ~ 15 Hz）。

阳陵泉 腓骨头正下方的压力敏感区。

光明 腓骨前缘的压敏区，距外踝上方一掌的宽度。

除了上述穴位，还有对应疼痛放散方向的额外的穴位。

肾俞和大肠俞 如果疼痛扩散到腰椎，则使用这两个穴位。

居髎和箕门 如果疼痛扩散到大腿内侧，则使用这两个穴位。

同样，髋关节疾病患者经治疗后，也应休息约 20 min。休息期间可在足三里或太冲进行针刺刺激。

脊柱问题

对穴位的选择取决于疼痛放散的方向。一般选择 3 个点作为一组治疗。

冲击波针灸穴位治疗慢性腰痛效果特别好。根据疼痛放散的方向，可以分为下面三个典型的症状群 [6, 8, 10]。

| 疼痛范围很广，但仅局限于腰椎外侧肌肉，没有腿部的放散痛。
| 疼痛从腰椎沿坐骨神经后支放散（相当于膀胱经）。
| 疼痛沿坐骨神经外侧支放散（相当于胆经）。

主要的针灸穴位

局部穴位 三焦俞、肾俞、气海俞、大肠俞、关元俞
根据患者对疼痛的耐受程度，以 1.2 ~ 1.5 bar 的较小初始强度依次刺激每个穴位，各 10 s（10 ~ 15 Hz）。

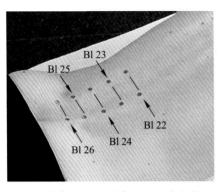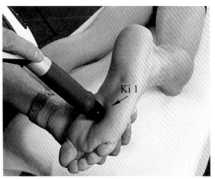

Bl 22. 三焦俞；Bl 23. 肾俞；Bl 24. 气海俞；Bl 25. 大肠俞；Bl 26. 关元俞；Ki 1. 涌泉

图 4　慢性腰痛

背部放射痛的远端穴位

环跳、委中、飞扬、涌泉。

外侧放射痛的远端穴位

环跳、风市、中渎、阳陵泉、光明。

如果是单纯腰区局部放射痛，先在气海和足三里处施针，然后使用冲击波针灸治疗。

如果放散痛引起腿部背侧疼痛，可对头顶百会和跟腱外侧的昆仑进行针刺。

如果疼痛向侧面扩散，则用针刺侠溪和足三里。前 6 次治疗之间应间隔 2~3 d，之后治疗间隔可延长至 1 周。

颈椎综合征引起的疼痛通常扩散到两个不同的区域，从颈椎向外侧放散到肩部和手臂，向内侧放散到颈部和脑后，常伴随紧张性头痛。

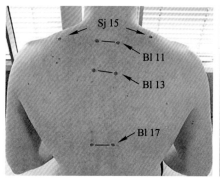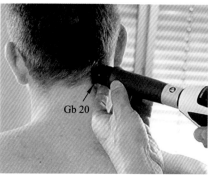

Sj 15. 天髎；Bl 11. 大杼；Bl 13. 肺俞；Bl 17. 膈俞；Gb 20. 风池

图 5　慢性颈椎综合征

常规的主要穴位

大杼、肺俞、风池。

所有的穴位都以 1.2 ~ 1.5 bar 的强度和 21 Hz 的频率治疗约 10 s。

对于外侧放散痛，可治疗以下附加穴位：

天髎和外关　先使用冲击波治疗。

而后患者休息时，在外关穴针刺留针。

对于内侧放散痛和紧张性头痛，则采用冲击波治疗膈俞、天髎和肩贞。

然后让患者休息 20 min。在此期间，对后溪和头维针刺治疗。

自主神经系统紊乱

通过背部腧穴开始刺激。

令人惊讶的是，冲击波针灸可以有效治疗支气管功能紊乱，并有长期疗效。这可能是因为重复刺激了海德氏带胸椎旁肌肉内的压力感受器，中医术语称为胸腔器官的腧穴，这些压力敏感区域影响胸部器官的自主神经控制。实际上，干咳和哮喘的治疗是一样的，都从刺激背部腧穴开始，这些穴位位于中线外侧 2 ~ 3 cm 处：

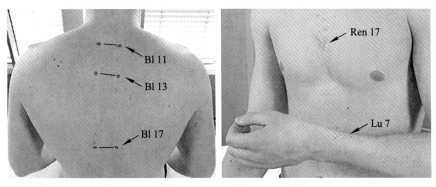

Bl 11. 大杼；Bl 13. 肺俞；Bl 17. 膈俞；Ren 17. 膻中；Lu 7. 列缺

图 6　慢性咳嗽和哮喘

大杼　胸 1 和胸 2 棘突之间。

肺俞　胸 3 和胸 4 棘突之间。

膈俞　胸 7 和胸 8 棘突之间。

刺激应该是无痛苦的，对于大多数患者，初始强度为 1.0 ~ 1.2 bar 就足够了，每个穴位以 10 ~ 21 Hz 的频率治疗 10 ~ 20 s。

另一个重要的穴位位于前胸骨中央平第四肋骨（膻中），对此部位的刺激须非常短暂并且表浅，因为胸骨骨膜对疼痛非常敏感。

在许多情况下，此穴位只用针灸治疗可能更好，针沿着头尾方向向下插入皮肤和胸骨之间。在前臂桡骨侧列缺穴处再施 1 根针，留置 20 min。

在尿失禁和膀胱激惹的治疗中，冲击波针灸也可以有效治疗自主神经反射控制模式的病理改变。

两种疾病的主要穴位是：

肾俞　第 2、3 腰椎之间，中线外侧 3 cm。

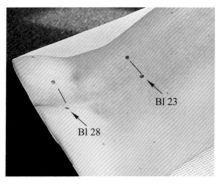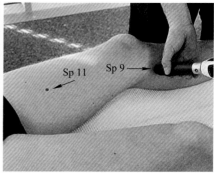

Bl 23. 肾俞；Bl 28. 膀胱俞；Sp 9. 阴陵泉；Sp 11. 箕门

图 7　尿失禁和膀胱激惹

膀胱俞　骶神经孔水平中线外 2～3 cm 处。

阴陵泉　在胫骨内侧髁下方的凹陷。

箕门　在大腿内侧中点。

上面每个穴位均以 1.0～1.2 bar 的强度、10～21 Hz 的频率治疗 10 s。

然后让患者休息，并在关元和三阴交处针刺并留置 20 min。1 个足疗程的冲击波针灸治疗为 6 次，每次间隔 2～3 d。

总结

上述例子只代表一小部分临床疗效良好的适应证，未来也将在其他领域证明这种创新疗法的有效性。

所有提及的穴位并非都在图片中显示，可参考标准文献找到所有相关穴位。

（舒湘宁）

参考文献

1. **Decker, T., Kuhne, B., Göbel, F.:** Extracorporale Stosswellentherapie bei Epicondylitis humeri radialis. Kurz- und mittelfristige Ergebnisse. Der Orthopäde. 2002; 31: 633–636.
2. **Everke, H.:** Acupuncture with shockwaves . First uncontrolled study of application in gonarthritis. Deutsche Zeitschrift für Akupunktur. 2005; 48: 12–21.
3. **Everke, H.:** Acupuncture with shockwaves. A new method to treat pain of the hip-joint. Erfahrungsheilkunde. 2005; 54: 568–574.
4. **Gerdesmeyer, L., Maier, M., Haake, M., Schmitz, C.:** Physikalisch-technische Grundlagen der extracorporalen Stoßwellentherapie. Der Orthopäde. 2002; 31: 610–617.
5. **Heine, H.:** Anatomische Struktur der Akupunkturpunkte. Dtsch. Zeitschr. Akup. 1988; 31: 26–30.
6. **Jayasuria, A.:** Clinical Acupuncture. Chandrakanthi Press. Medicina Alternativa. Colombo. 1982.
7. **Kellner, G.:** Wundheilung – Mikrowunde (Nadelstich) – chirurgischer Laser – Laser-Regulationstherapie. Dtsch. Zschr. Akup. 1979; 22: 86–95.
8. **Maciocia,G.:** Grundlagen der Chinesischen Medizin, Verlag für Traditionelle Chinesische Medizin. Dr. Erich Wühr. Kötzting. 1994.
9. **Melzack, R.:** The puzzle of pain. Basic Books, New York. 1973.
10. **O'Connor, J.:** Acupuncture, a comprehensive text. Eastland Press, Shanghai: College of Traditional Medicine. 1992.
11. **Ogal, P., Stör, W.:** Seirin-Bildatlas der Akupunktur. KVM-Verlag, Köln. 1999.
12. **Pothmann, R.:** Naturwissenschaftliche Grundlagen der Akupunktur. Akupunktur und Universität, 1.Mainzer. Akupunktur-Symposium. Universität Mainz. Hippokrates Verlag, Mainz. 1997.
13. **Stux, G., Stiller, N., Pothmann, R., et al:** Akupunktur. Lehrbuch und Atlas. Springer Verlag, Berlin, Heidelberg, New York, Tokyo. 1985.
14. **Wess, O.:** Physikal basis of therapy with extracorporaly generated shockwaves. Journal für Mineralstoffwechsel. 2004; 11 (4): 7–18.
15. **Wess, O.:** Why we have to distinguish between ballistically generated pressure-waves and shockwaves. Informations of Storz-Medical-AG.
16. **Wess, O., Röder, U:** A Holographic Model for Associative Memory Chains. Biological Cybernetics. 1977; 27: 89–98.

心脏病学

心绞痛的治疗及冲击波最新适应证

/ Jean-Paul Schmid

心绞痛概述

心绞痛作为心肌缺血的一种症状，可产生多种临床表现。

心绞痛是心肌局部缺血的临床表现，与心肌需氧增加而冠脉灌注不足相关。心绞痛的典型症状是在体力活动或心理压力增加时，前胸、后背、颈部、颏部和左上肢出现广泛的不适[1, 19]。

心绞痛的主要介质是腺苷。

无论心肌缺血发生在什么部位，多数患者都感觉心绞痛在同一位置[4]。疼痛发生的机制是心肌缺血引起了三磷酸腺苷形成减少，继发局部酸中毒并释放化学物质，这些化学物质刺激了冠状动脉周围心肌内无髓鞘神经细胞的化学感受器[4]。典型的胸部绞痛是疼痛刺激由心脏交感神经纤维传入，进入颈 7 至胸 4 脊髓交感神经节而产生的（图 1）。

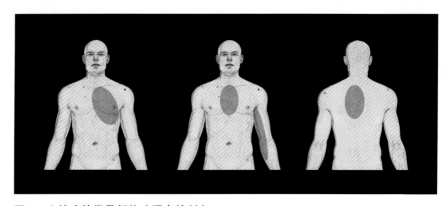

图 1　心绞痛的常见部位（译者绘制）

稳定型心绞痛的治疗包括抗心绞痛药物，以及与之配合的血管保护策略和血运重建方法。

对于慢性稳定型心绞痛，即可以预测发生的心绞痛，其治疗目标为减轻心绞痛症状，提高患者缓解期的活动能力，预防或减少继发的不稳定型心绞痛、急性心肌梗死和缺血性猝死发生。心绞痛常规治疗包括：抗心绞痛药物联合血管保护策略（改变生活方式和应用阿司匹林、他汀类药物、β 受体阻滞剂、肾素 – 血管紧张素 – 醛固酮系统抑制剂等处方药）和血运重建方法［冠状动脉旁路移植术（CABG）和经皮冠脉介入术（PCI）］。

慢性稳定型心绞痛患者预后良好。

在临床中，2.5% ~ 5% 经冠状动脉造影确诊心绞痛的患者对上述所有治疗方法不敏感，疼痛难以缓解，症状反复发作，持续遭受顽固性心

绞痛的折磨 [21, 25]。这部分病例包括那些尽管应用了最佳抗心绞痛药物治疗但仍有症状的患者，受限于各种原因（技术、医疗设备或合并症）而没有接受冠状动脉旁路移植术或 / 和经皮冠脉介入术的患者，以及接受冠状动脉旁路移植术或 / 和经皮冠脉介入术治疗后仍持续发作严重心绞痛的患者。幸运的是，慢性稳定型心绞痛预后相对较好，在现代医学手段（包括阿司匹林、他汀类药物和 β 受体阻滞剂）治疗下，估计年平均死亡率不足 3%[8, 27]，仅为相应年龄对照组的 2 倍。然而，运动能力差、易诱发缺血、运动后血流动力学反应差的患者，以及新发心绞痛、既往有心肌梗死、左心室功能受损和冠状动脉广泛病变的患者死亡风险则要高得多 [10]。

已经研究了许多治疗慢性严重心绞痛的策略，其中促进血管新生看起来是最有希望的一种方法。与以往的理念不同，血管新生不仅限于胚胎期，成年心脏需要再生时也可以出现活化改变 [31]。

新血管形成有 3 种不同机制：血管发生（vasculogenesis）、血管新生（angiogenesis）和动脉生成（arteriogenesis）[29, 6]。血管发生是指内皮前体细胞分化形成原始血管结构的过程，即由内皮细胞生成血管。血管新生是借助内皮细胞的增殖、迁移，通过套叠作用将原血管一分为二或通过出芽作用形成新的血管分支，即使原有血管形成新的分支。动脉生成则是发育过程中支持平滑肌细胞和周细胞从心外膜迁移而形成成熟动脉的重塑过程。侧支循环建立是动脉生成的一种特殊类型，通常是指冠状动脉阻塞后，固有交通小动脉生发成熟的过程。

冲击波治疗心血管疾病的基本原理

在不同实验环境中，应用低能量冲击波都表现出明显的血管效应。在兔模型中，冲击波诱导肌腱 – 骨骼连接处新血管形成，这与血管生成标志物的出现相关，具体表现为血管内皮生长因子（VEGF）、内皮型一氧化氮合酶（eNOS）的表达和内皮细胞的增殖 [37]。在人脐带血管内皮细胞中，冲击波可以上调血管内皮生长因子 mRNA 的表达。此外，含左旋 – 精氨酸的溶液在冲击波作用下可通过非酶促反应生成一氧化氮的情况也有报道 [12, 14]。

对于严重慢性心绞痛患者，最有希望的治疗方案是促进血管新生。

新血管形成的 3 种不同机制包括：血管发生、血管新生和动脉生成。

低能量冲击波具有血管效应，可调节内皮生长因子和非酶促一氧化氮合酶表达。

冲击波生物学效应分为机械效应及结构刺激。

冲击波促进局部血管生长的机制尚不完全清楚，可能通过机械干预活化位点、触发空化效应而发挥生物学作用[23]。例如在大鼠心血管中注射微泡后，利用超声波破坏微泡，损伤局部毛细血管，进而激活动脉形成、微血管重建，从而恢复动脉阻塞鼠的骨骼肌血流[33, 34]。低压冲击波激活已存在的气泡时对组织的伤害较小，微气泡的惯性塌陷更像是通过在细胞膜上诱导局部应力而产生，类似于剪切应力[5, 20]。

刺激血管新生的环境因素包括血流动力学因素（如剪切应力、血管张力）、化学信号（如生长因子、细胞因子）和可溶性因子，它们以自分泌或旁分泌的方式发挥作用。壁细胞（外周细胞、成纤维细胞）、内皮细胞与细胞外基质（ECM）之间直接或间接相互作用，以调节内皮细胞对血管再生刺激的反应[9]。

低能量冲击波通过增强趋化因子的表达来改善循环内皮祖细胞的募集。

缺血组织的血管再生不仅需要局部内皮细胞活化增生（血管新生），也有赖于部分骨髓源性内皮祖细胞（EPC）分化（血管发生）。应用低能量冲击波预处理非缺血组织和慢性缺血组织，可以使趋化因子的表达增强，增加循环内皮祖细胞的募集[2]。此外，心外膜是冠状血管发育时干细胞的来源，可以想象，冲击波能刺激这一储备库，促进血管生成[36]。

冲击波疗法在急慢性缺血性心脏病中的基础研究和临床应用

冲击波治疗心肌缺血机制的动物研究。

造模过程：麻醉家猪，在其左冠状动脉回旋支外置入1枚缩窄器（内圈有酪蛋白的金属带，当它缓慢地吸收体液时，酪蛋白会膨胀对血管周围造成挤压），在随后的4周之内逐渐造成动脉堵塞，但不引起心肌梗死。

第一个关于冲击波对缺血诱导心肌功能障碍疗效评价的研究是在猪模型上完成的[26]。家猪麻醉后，在其左冠状动脉回旋支（LCx）周围植入1枚动脉缩窄器，之后4周内逐渐引起动脉闭塞，但不引起心肌梗死。在缺血范围内的9个位点给予能级 0.09 mJ/mm^2 的心脏冲击波治疗（CSWT，cardiac shock wave therapy），每个位点均为200次。治疗组（$n = 8$）在植入4周后开始进行麻醉下冲击波治疗，每周3次，共4周，而对照组（$n = 8$）给予假刺激。

缩窄器植入4周后，冠脉造影显示左冠状动脉回旋支完全闭塞，对照组和冲击波治疗组心肌灌注均有严重延迟。缩窄器植入8周后（冲击波治疗4周后），治疗组左冠状动脉回旋支缺血区可见冠状动脉侧支血管的明显新生，冠脉造影时可见造影剂对侧支血管充盈度更高，并且该区域冠状动脉数量增加，而对照组中无此现象。同样，缩窄器植入 4 周后，2 组左心室造影都显示左心室射血分数下降；而在 8 周（干预 4 周后）时，冲击波治疗组左心室射血分数已恢复正常，而对照组仍受损（$P<0.05$）。

第一项人体冲击波治疗研究是 1998 年 1 月进行的一项非对照研究[7]。随后的一项研究以重症冠心病患者为研究对象，测试了心脏冲击波疗法（CSWT）对慢性稳定型心绞痛患者局部灌注的影响[11]。研究纳入了 9 例重症冠状动脉疾病患者，1 周内治疗 3 次，选取 20~40 位点，200 脉冲，强度为 0.09 mJ/mm^2。分别在 1 个月、3 个月、6 个月和 12 个月进行疗效评价，如果在治疗 1 个月或 3 个月后疗效不理想，可最多重复 3 次治疗。

使用加拿大心血管协会（Canadian Cardiovascular Society，CCS）的分级标准进行评估，CSWT 显著改善了患者心绞痛症状并减少了硝酸甘油使用量。而且，在冲击波实际作用的缺血区域能够引起血流灌注的增加。

研究还发现，CSWT 的抗缺血作用在治疗 3 个月后开始起效，并持续 12 个月。在另一项研究中，10 名有严重心绞痛症状（CCS 分级 III 或 IV 级）的患者在 3 个月内进行了 3 轮共 9 次 CSWT，患者平均 CCS 等级从 3.3 ± 0.5 降至 1.0 ± 1.3（$P = 0.007$），且 10 名患者中有 9 名报告症状减轻。与临床症状改善相对应，仅在经 CSWT 的缺血区域出现心肌断层扫描负荷评分（对 17 个节段进行半定量分析，在休息和负荷时的信号强度评分在 0~4 分）总分数下降[16]。

为了消除安慰剂效应，多个关于 CSWT 疗效的研究采用了双盲或单盲的安慰剂对照试验设计[17, 30, 38]。在一个纳入了 8 例样本（男／女为 5/3，平均年龄 70 岁 ±3 岁）的交叉研究中，对随机分组的患者进行每周 3 次，间隔 3 个月的 CSWT（日本方案：每次 200 脉冲，40~60 个位点，强度 0.09 mJ/mm^2）[17]。

在另外两项研究中，21 名和 25 名患者分别被随机分为治疗组和安

心脏冲击波对冠心病患者的人体研究。

冲击波治疗可以增加心肌灌注。

慰剂组，均给予为期 3 个月、共 9 次的门诊治疗[30, 38]。9 次治疗分成 3 部分，每部分首先在 1 周内完成 3 次治疗，随后是 3 周的无治疗间隔，以利于 CWST 刺激血管再生（欧洲方案）。

总之，在治疗完成 3 个月后，上述研究中 CSWT 组（非安慰剂治疗）显著改善了患者症状、生活质量评分、左心室功能（射血分数和搏出量）及运动能力（运动无氧阈，6 min 步行距离）。

心肌灌注显像评分明显改善，而对照组无变化[38]。一项更大规模的病例对照研究也报道了类似的结果[15]。

综上所述，迄今所有的临床研究都证实了 CSWT 对慢性稳定型心绞痛症状的疗效。结果表明，治疗的有效率高，CCS 分级、生活质量、左心室功能参数和运动能力均显著提高。值得关注的是，单光子发射计算机断层成像（SPECT）也反复证实，只在 CSWT 治疗区域心肌灌注才增加。此外，CSWT 的不良反应尚未见报道。迄今仅有 1 名患者在第 6 次治疗后出现肌钙蛋白 T 略微升高而中止治疗，且未见后续不良反应[16]。

心脏冲击波的临床应用

CSWT 适应证主要是慢性稳定型心绞痛。在 CSWT 应用的早期阶段，仅适用于对其他治疗（尤其是冠脉重建术后）反应不佳的难治性有症状患者。由于治疗的安全性、有效性和耐受性，适应证已扩展到所有稳定型心绞痛患者，这样实际上是很合理的。CSWT 相对禁忌证包括不稳定型心绞痛、乳房硅胶假体植入术后和未控制的心力衰竭。鉴于冲击波作用时可产生机械振动并且可刺激血管新生，故 CSWT 绝对禁忌证有左心室血栓、控制不良的糖尿病视网膜病变及进展期的恶性肿瘤。

如果某患者适用这项治疗，下一步需要明确运动可以诱发心肌缺血并确定缺血区域。首选检查方法是心肌灌注（MIBI-SPECT）检查或者负荷超声心动图，后者能够定位负荷诱导的心肌灌注缺损（图 2）。

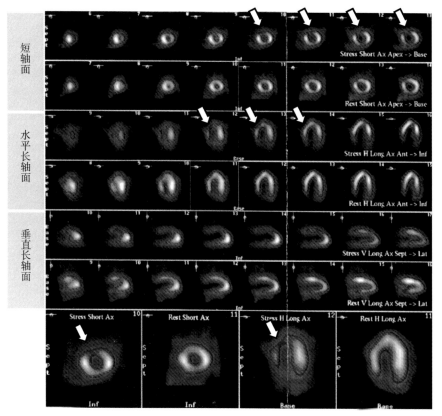

图2 心肌灌注（MIBI-SPECT）. 1 例慢性心绞痛患者的心肌灌注断层扫描

慢性心绞痛患者的心肌核素扫描图像包含3种位面：短轴面、水平横断面及长轴面。

上排为压力状态下成像，下排为静息状态下成像。箭头标示了压力状态下显示出的房间隔局部心肌灌注不足。

最下一排显示了放大的心肌核素扫描短轴面及长轴面。图中可见与静息状态相比，心肌在压力状态下出现了明显的血流灌注不足。

基于这些信息，CSWT 采用了特殊设计的配备超声心动图探头（Modulith SLC，Storz Medical，Taegerwilen，瑞士）的冲击波发生器，可以将治疗精确定位在所需部位（图3）。

在具有 R 波触发的心电图监测下，冲击波应用在舒张期，在缺血区的边界进行治疗，最大强度 0.09 mJ/mm^2。欧洲采用的门诊治疗方案是每次 9 ~ 12 个位点，每个位点进行 200 次冲击[30]。日本采用的住院治疗方案是每次治疗 60 个位点，每个位点 200 次冲击[11]。门诊冲击波治疗每周进行 3 次，每周治疗总能量约为住院患者的 1/3，间隔 4 周反应期后进入下一轮治疗，总共治疗 3 轮（9 次）。住院患者冲击波治疗 1 次完成。所有病例均于治疗 3 个月后评价疗效。

冲击波主要作用于心脏舒张期。

门诊治疗中，通常采用治疗方案为：总共进行 3 个治疗周 9 次治疗，每治疗周进行 3 次治疗，每次治疗选取 9 ~ 12 个位点，每个位点进行 200 次冲击，2 个治疗周之间间隔 4 周。住院期间的心脏冲击波治疗方案：1 次可选取多达 60 个位点，每个位点 200 次冲击。

心脏彩超短轴面成像　　　　　　　　　冲击波设备

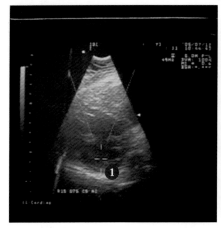 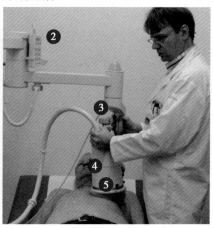

1. 治疗部位；2. 控制面板；3. 超声探头；4. 电磁冲击波发生装置；5. 水垫

图 3　配备超声心动图探头的心脏冲击波发生器

CSWT 耐受性良好，患者仅能感受到冲击波在胸部表面的轻微接触。治疗中冲击波经过肋骨骨膜处时，有时会引起不适，可以通过降低冲击波能量或微调探头位置来避免不适。

心脏冲击波应用前景：诱导逆向重构

CSWT 不仅可以控制心绞痛，未来也可能用于急性心肌梗死或左心室功能下降的慢性缺血性心肌病。急性心血管事件的治疗要尽量避免负性心肌重构的发生，例如沿梗死边缘的心室扩张。然而对于慢性缺血性心肌病，仍然存活但处于"冬眠"状态的心肌是有可能恢复的。

一项针对 20 头雄性家猪的研究证实，CSWT 在改善急性心肌梗死（AMI）后左心室重构中的潜在作用[35]。该试验中将猪左冠状动脉回旋支（LCx）的近段结扎剥离，形成急性心肌梗死。进行冠状动脉造影，并通过使用彩色微球技术测定左心室容积及梗死区、边缘区和远端正常区的左室壁血流量。将 CSWT 作用于梗死心肌的边缘区域，并采用超声心动图评估心肌梗死前后左心室壁运动情况。

急性心肌梗死和慢性缺血性心肌病是心脏冲击波应用前景。

在家猪模型试验中，早期介入的心脏冲击波有助于急性心肌梗死后左心室重构情况。

122

本研究采用两种治疗方案。早期治疗方案（A），CSWT 在急性心肌梗死后 3 天开始，在第 3、6、9 天进行；对照组采用相同的程序，但未使用冲击波（每组 $n = 5$）；心梗前和心梗 4 周后分别评价血管造影、超声心动图和梗死心肌局部血流情况。晚期治疗方案（B），CSWT 在心梗 4 周后开始，分别于第 28、31、34 天进行，试验组和对照组各 5 例；心梗前、心梗 4 周及心梗 8 周后分别进行血管造影、超声心动图检查并测定心肌局部血流情况。

该研究表明，在急性心肌梗死早期开始 CSWT 可以改善心梗后左心室心肌重构，但 CSWT 对于慢性期效果不佳。已知在急性缺血时，多种血管生成因子的表达和内皮祖细胞的动员都会增强[22]。也有研究表明，应用低能量冲击波对靶组织进行预处理，也可以将祖细胞募集至非缺血区域[2]。动员的祖细胞在急性心肌梗死后愈合过程中发挥重要作用，所以当在早期开始治疗时，预期 CSWT 诱导的血管生成会更有效[24]。正如晚期治疗方案显示，一旦完成了左心室重构，CSWT 可能不再有效[35]。

CSWT 可通过几种机制减少左心室的扩张，如上调内皮生长因子表达，使得缺血灶心肌毛细血管密度增高，增加局部心肌血流[26]。众所周知，内皮生长因子通过动员并吸引内皮祖细胞从骨髓向缺血组织（归巢）移动来诱导血管生成[13]。内源性血管新生系统，如内皮型一氧化氮合酶，可能也参与了 CSWT 的有益效应。实际上已有报道，CSWT 在体外上调血管内皮细胞中内皮型一氧化氮合酶的表达，并且内皮型一氧化氮合酶基因在体内的表达减轻了大鼠急性心肌梗死后左心室的重构[14, 32]。

最后，尽管内皮生长因子的上调足以将干细胞或祖细胞从骨髓动员到体循环中，但基质衍生因子 1（SDF-1）对于生成血管的干细胞驻留在周围器官中至关重要[3]。因此，CSWT 可能通过不断增加梗死心肌边缘区基质衍生因子 1 的表达，来促使循环中内皮祖细胞的结合[2]。

最近报道了 CSWT 对 25 头猪冠状动脉栓塞造成急性心肌梗死后心肌纤维化的影响[18]。实验对象被分为 3 组：心肌梗死后进行冲击波治疗组 15 例，心肌梗死无冲击波治疗组 5 例，以及冲击波治疗非心肌梗死组 5 例。心肌梗死后进行冲击波治疗组在胶原面积比例和减少纤维细胞两方面显示出明显的改善心肌纤维化的作用，胶原面积比例与纤维细胞

对于稳定型心绞痛患者，心脏冲击波表现出良好的可接受性，以及令人满意的临床疗效。

数量呈正相关，提示心脏冲击波可减轻心肌纤维化。

总结

综上所述，CSWT 已被确定为慢性稳定型心绞痛的治疗方法，患者表现出始终如一的良好接受性，临床效果也不错。未来，CSWT 可能会在急性心肌梗死和慢性缺血性心肌病方向拓展其适应证。心脏冲击波通过诱导心脏血管再生，可能成为一种独特的促进血管新生的疗法，而不再需要昂贵、复杂（例如生产干细胞注入冠状动脉）及有创的操作。

（朱佳琪）

参考文献

1. **Abrams, J.:** Chronic stable angina. N Engl. J Med. 2005; 352(24): 2524–33.
2. **Aicher, A., Heeschen, C., Sasaki, K., et al.:** Low-energy shock wave for enhancing recruitment of endothelial progenitor cells: a new modality to increase efficacy of cell therapy in chronic hind limb ischemia. Circulation. 2006; 114: 2823–30.
3. **Askari, A.T., Unzek, S., Popovic, Z.B., et al.:** Effect of stromal-cell-derived factor 1 on stem-cell homing and tissue regeneration in ischemic cardiomyopathy. Lancet. 2003; 362: 697–703.
4. **Börjesson, M., Andrell, P., Lundberg D., et al.:** Spinal cord stimulation in severe angina pectoris--a systematic review based on the Swedish Council on Technology assessment in health care report on long-standing pain. Pain. 2008; 140: 501–8.
5. **Bull, J.L.:** Cardiovascular bubble dynamics. Crit Rev Biomed Eng. 2005; 33: 299–346.
6. **Carmeliet, P.:** Mechanisms of angiogenesis and arteriogenesis. Nat Med. 2000; 6: 389–95.
7. **Caspari, G., Erbel, R.:** Revascularisation with Extracorporeal Cardiac Shock Wave Therapy: First Clinical Results [abstract]. Circulation. 1999; 100 (suppl): 431.
8. **Caspari, G., Mathew, B., Marlinghaus, E., et al.:** Regional Left Ventricular Diastolic Function Evaluated by Continuous Pulsed Doppler Tissue Imaging during Cardiac Shock Wave Therapy [abstract]. Circulation. 1999; 100 (suppl): 1543.
9. **Egginton, S.:** Invited review: activity-induced angiogenesis. Pflugers Arch. 2009; 457: 963–77.
10. **ESC guidelines on the management of stable coronary artery disease:** the Task Force on the management of stable coronary artery disease of the European Society of Cardiology. Eur Heart J. 2013; 34(38): 2949–3003.
11. **Fukumoto, Y., Ito, A., Uwatoku, T., et al.:** Extracorporeal cardiac shock wave therapy ameliorates myocardial ischemia in patients with severe coronary artery disease. Coron Artery Dis. 2006; 17: 63–70.
12. **Gotte, G., Amelio, E., Russo, S., et al.:** Short-time non-enzymatic nitric oxide synthesis from L-arginine and hydrogen peroxide induced by shock waves treatment. FEBS Lett. 2002; 520: 153–5.
13. **Grunewald, M., Avraham, I., Dor, Y., et al.:** VEGF-induced adult neovascularization: recruitment, retention, and role of accessory cells. Cell. 2006; 124: 175–89.
14. **Gutersohn, A., Gaspari, G.:** Shock waves upregulate vascular endothelial growth factor m-RNA in human umbilical vascular endothelial cells. Circulation. 2000; 102 (suppl): 18.
15. **Kazmi, W.H., Rasheed, S.Z., Ahmed, S., et al.:** Noninvasive therapy for the management of patients with advanced coronary artery disease. Coron Artery Dis. 2012; 23: 549–54.
16. **Khattab, A.A., Brodersen, B., Schuermann-Kuchenbrandt, D., et al.:** Extracorporeal cardiac shock wave therapy: first experience in the everyday practice for treatment of chronic refractory angina pectoris. Int J Cardiol. 2007; 121: 84–5.
17. **Kikuchi, Y., Ito, K., Ito, Y., et al.:** Double-blind and placebo-controlled study of the effectiveness and safety of extracorporeal cardiac shock wave therapy for severe angina pectoris. Circ J.74: 589–91.
18. **Lei, P.P., Tao, S.M., Shuai, Q., et al.:** Extracorporeal cardiac shock wave therapy ameliorates myocardial fibrosis by decreasing the amount of fibrocytes after acute myocardial infarction in pigs. Coron Artery Dis. 2013; 24: 509–15.
19. **Löllgen, H.:**
20. **Maisonhaute, E., Prado, C., White, P.C., et al.:** Surface acoustic cavitation understood via nanosecond electrochemistry. Part III: Shear stress in ultrasonic cleaning. Ultrason Sonochem. 2002; 9: 297–303.
21. **Mannheimer, C., Camici, P., Chester M.R., et al.:** The problem of chronic refractory angina; report from the ESC Joint Study Group on the Treatment of Refractory Angina. Eur Heart J. 2002; 23: 355–70.
22. **Massa, M., Rosti, V., Ferrario, M., et al.:** Increased circulating hematopoietic and endothelial progenitor cells in the early phase of acute myocardial infarction. Blood. 2005; 105: 199–206.
23. **Miller, D.L.:** Overview of experimental studies of biological effects of medical ultrasound caused by gas body activation and inertial cavitation. Prog Biophys Mol Biol. 2007; 93: 314–30.
24. **Minatoguchi, S., Takemura, G., Chen, X.H., et al.:** Acceleration of the healing process and myocardial regeneration may be important as a mechanism of improvement of cardiac function and remodelling by postinfarction granulocyte colonystimulating factor treatment. Circulation. 2004; 109: 2572–80.
25. **Mukherjee, D., Bhatt, D.L., Roe, M.T., et al.:** Direct myocardial revascularization and angiogenesis – how many patients might be eligible? Am J Cardiol. 1999; 84: 598–600, A8.
26. **Nishida, T., Shimokawa, H., Oi, K., et al.:** Extracorporeal cardiac shock wave therapy markedly ameliorates ischemia-induced myocardial dysfunction in pigs in vivo. Circulation. 2004; 110: 3055–61.
27. **Poole-Wilson, P.A., Voko, Z., Kirwan, B.A., et al.:** Clinical course of isolated stable angina due to coronary heart disease. Eur Heart J. 2007; 28: 1928–35.
28. **Rentrop, K.P., Cohen, M., Blanke, H., Phillips, R.A.:** Changes in collateral channel filling immediately after controlled coronary artery occlusion by an angioplasty balloon in human subjects. J Am Coll Cardiol. 1985; 5: 587–592.
29. **Risau, W.:** Mechanisms of angiogenesis. Nature. 1997; 386: 671–4.

126

30. **Schmid, J.P., Capoferri, M., Wahl, A., et al.:** Cardiac shock wave therapy for chronic refractory angina pectoris. A prospective placebo-controlled randomized trial. Cardiovasc Ther. 2013; 31: e1–6.

31. **Smart, N., Dubé, K.N., Riley, P.R.:** Coronary vessel development and insight towards neovascular therapy. Int J Exp Pathol. 2009; 90(3): 262–83.

32. **Smith, R.S. Jr., Agata, J., Xia, C.F., et al.:** Human endothelial nitric oxide synthase gene delivery protects against cardiac remodelling and reduces oxidative stress after myocardial infarction. Life Sci. 2005; 76: 2457–71.

33. **Song, J., Cottler, P.S., Klibanov, A.L., et al.:** Microvascular remodelling and accelerated hyperemia blood flow restoration in arterially occluded skeletal muscle exposed to ultrasonic microbubble destruction. Am J Physiol Heart Circ Physiol. 2004; 287: H2754–61.

34. **Song, J., Qi, M., Kaul, S., et al.:** Stimulation of arteriogenesis in skeletal muscle by microbubble destruction with ultrasound. Circulation. 2002; 106: 1550–5.

35. **Uwatoku, T., Ito, K., Abe, K., et al.:** Extracorporeal cardiac shock wave therapy improves left ventricular remodelling after acute myocardial infarction in pigs. Coron Artery Dis. 2007; 18: 397–404.

36. **Wada, A.M., Willet, S.G., Bader, D.:** Coronary vessel development: a unique form of vasculogenesis. Arterioscler Thromb Vasc Biol. 2003; 23: 2138–45.

37. **Wang, C.J., Wang, F.S., Yang, K.D., et al.:** Shock wave therapy induces neovascularization at the tendon-bone junction. A study in rabbits. J Orthop Res. 2003; 21: 984–9.

38. **Yang, P., Guo, T., Wang, W., et al:** Randomized and double-blind controlled clinical trial of extracorporeal cardiac shock wave therapy for coronary heart disease. Heart Vessels. 2013; 28: 284–91.

皮肤病学：伤口愈合

糖尿病足神经性溃疡的临床治疗及相关创面愈合文献综述

/ Angela Notarnicola，Chiara Silvano，Lorenzo Moretti，
Mariagrazia Maiorano，Biagio Moretti

摘要

在过去的几年里，已证明冲击波疗法对于皮肤烧伤、压力性溃疡（压疮）、局部缺血、皮下脂肪堆积和脂肪营养不良等是一种安全而有效的治疗方式，并且能加快移植皮肤和皮瓣的愈合。

使用冲击波可以治疗问题性皮肤病变，原理为通过诱导生长因子的表达来启动组织修复的级联反应。

根据临床经验，本研究使用冲击波治疗糖尿病足患者，并通过比较多种冲击波治疗方式来改进治疗方案。使用聚焦式冲击波，但在病灶边缘部分应用放散式冲击波进行治疗。治疗溃疡创面时需要在治疗部位涂抹超声耦合剂并覆盖保护性材料，这样既能确保冲击波探头与治疗区域紧密贴合，也保证了创面处于无菌环境。

治疗方案包括 3 次治疗，每 2 次治疗间隔 3~7 d。使用 100 脉冲 $/cm^2$（0.03 mJ/mm^2）的冲击波治疗创面可诱导修复过程，使上皮再生率达 2.97 mm^2/d，明显高于未使用冲击波治疗的对照组（1.3 mm^2/d）和双倍冲击波剂量组（2.34 mm^2/d），且差异具有统计学意义。冲击波治疗使创面愈合时间缩短了约 50%。

引言

在过去几年中，冲击波治疗的应用范围由泌尿系统疾病和肌肉骨骼系统疾病扩展到皮肤损伤，如溃疡、烧伤、脂肪营养不良及与植皮和皮瓣相关的伤口处理。冲击波治疗这些病变的原理是基于一系列的实验研究，这些实验研究证实冲击波能有效调节皮肤的不同细胞和结缔组织成分。

冲击波主要是通过上调血管内皮生长因子（VEGF）的表达和募集内皮前体细胞，从而诱导新血管生成来起作用的[17]。这样形成侧支循环来代偿闭塞的血管以确保缺血区域血流供应[19]。经过 7 d 的冲击波治疗后，皮瓣术后皮肤坏死面积由对照组的 18.3% 减少到冲击波治疗组的

4.2%（$P<0.05$）。组织学检查显示，与细胞外基质调节相关的成纤维细胞生长因子表达增加，同时在新胶原组织和新弹性组织生成的刺激下表皮和皮下组织变厚[1, 8, 9]。

临床试验

基于这项科学研究，一些研究者开始使用冲击波治疗皮肤损伤[18]。本中心通过三项连续的试验来进一步探究不同的冲击波治疗方案对糖尿病足的疗效[12~14]。在最近的研究中，通过分析组织血氧含量对组织灌注的调节作用，从而建立了临床数据[12]。下面是三项研究的纳入标准：

踝关节以下的足背或足底部溃疡，病程至少6个月，面积大于 1 cm^2，病灶直径为 0.5~5 cm，患者年龄在 30~70 岁，使用胰岛素替代疗法的 1 型糖尿病患者且合并神经病变。

排除标准主要是冲击波治疗的禁忌证，如心脏搭桥术后、妊娠期、癫痫、凝血功能障碍、肿瘤或既往肿瘤病史。所有受试者都持续接受伤口管理治疗，每 3~5 d 进行 1 次清创，给予先进的伤口护理和溶液敷料。

冲击波由电磁发射器（Minilith SL1® Storz Medical Swiss）冲击波系统产生，患者共接受 3 次治疗，平均间隔 3~7 d，冲击波的能流密度（ED）为 0.03 mJ/mm^2。在前两项研究中，测试了每平方厘米创面 100 次脉冲和 200 次脉冲两种剂量，先在伤口边缘涂抹超声波耦合剂，然后覆盖创面，再涂抹其余的耦合剂，并将冲击波探头紧贴治疗区域。采用既定脉冲数的散焦式冲击波进行治疗，治疗过程中在整个病变区域移动冲击波探头（图 1）。

每次治疗前评估疗效，然后平均每隔 10 d 评估 1 次，共 20 周。每次拍摄的病灶照片由 Rhinoceros® 电脑软件（Robert McNeel & Associates，Seattle，Washington，USA）进行处理，使测量精确到平方毫米。

通过这个治疗过程，溃疡面积逐渐缩小。再上皮化速率以 mm^2/d 为

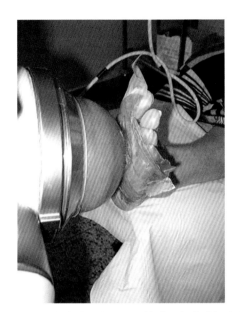

图 1　治疗过程中使用保护膜和超声波耦合剂

单位表示，所有数值取平均值，使用 t 检验进行统计学分析，当 $P<0.05$ 时认为差异具有统计学意义。

第 1 项研究为前瞻性随机临床试验，纳入 30 名糖尿病足患者，其中 15 名患者进行冲击波治疗，剂量为 100 脉冲 /cm^2（0.03 mJ/mm^2），其余 15 名患者作为对照组不接受冲击波治疗。为期 20 周的研究结束后对所有数据进行分析，发现冲击波治疗组（2.97 mm^2/d）的再上皮化速率与对照组（1.3 mm^2/d）相比差异有统计学意义（$P<0.05$），经过冲击波治疗后溃疡愈合时间缩短了 50%（图 2）[12]。

在第 2 项研究中，纳入了 10 名患者，采用第 1 次研究中冲击波剂量的 2 倍进行治疗，即 200 脉冲 /cm^2（0.03 mJ/mm^2）[12]。在 20 周随访结束时发现再上皮化速率为 2.34 mm^2/d，与第 1 项研究对照组的再上皮化速率比较，差异具有统计学意义（$P<0.05$），证实了冲击波治疗溃疡愈合的有效性。

然而，与第 1 项研究中冲击波治疗组相比，脉冲次数更少的冲击波（100 次 /cm^2）疗效更好，且差异有统计学意义[15]。这一发现与啮齿动物

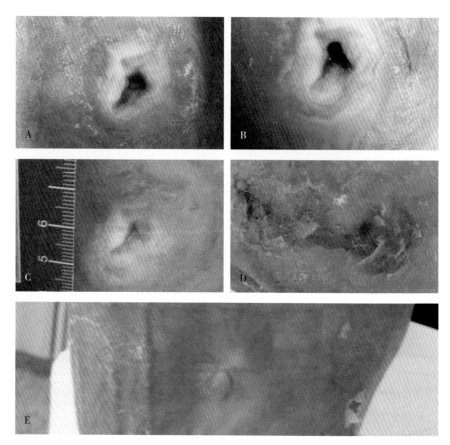

图 2　冲击波治疗糖尿病足

A. 第 1 次治疗；B. 第 2 次治疗；C. 第 3 次治疗；D. 治疗 1 个月后；E. 2 年后随访

上腹部皮瓣的实验研究结果相似，该实验中采用放散式探头，剂量分别是 1.4 脉冲 /cm²、14 脉冲 /cm² 和 47 脉冲 /cm²，14 脉冲 /cm² 的治疗方案在减少坏死组织方面效果最佳[11]。

在第 3 项研究中，对纳入的 15 名患者采用 100 脉冲 /cm²（0.03 mJ/mm²）的治疗方案，在 20 周的随访中，使用美国 FDA 批准的 INVOS 5100C 大脑和躯体 / 外周血氧测定系统（美国 Somanetics 公司）监测组织灌注情况[13]。

该系统在医学上作为成年人和儿童的氧监护仪，如心脏外科、血管外科、介入心导管实验室、术后重症监护、新生儿和儿童重症监护。INVOS 血氧仪采用近红外光谱（NIRS），配备 SomaSensorR 和 NIRSensorTM 传感器，带有发射波长 650 ~ 1 100 nm 光源的发光二极管（LED），还有根据血红蛋白是否氧合来确定血红蛋白吸收水平的双光路检测仪。

这种无创、无血的方法提供了组织（脑或躯体）氧饱和度信息，也间接反映了局部血流灌注情况。患者入组时的平均氧合为 58.7%，该值在第 2 次治疗（64.1%，$P<0.05$）和第 3 次治疗（64.1%，$P<0.01$）及 1 个月（68%，$P<0.01$）和 3 个月（74.4%，$P<0.01$）的随访中均有统计学意义的改善。

通过治疗 1 例由于病灶大小（6 cm × 5 cm = 30 cm^2）原因而没有纳入上述研究的病例，进一步分析冲击波治疗后的创面修复反应。观察溃疡大小的变化，发现在第 3 次冲击波治疗后出现了显著的再上皮化反应，前 4 天内溃疡面积缩小到 10 cm^2（图 3），而随后的冲击波治疗后愈合速度大大减慢（图 4）。基于这些发现，推测使用冲击波治疗皮肤病变时需要足够的间隔时间（1 周），才能激活并完成组织的生物学反应。

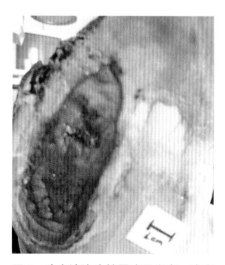 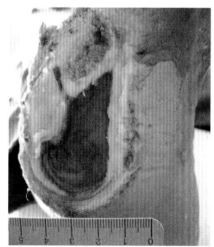

图 3　冲击波治疗糖尿病足患者，该病例因溃疡面积大于研究入组标准被排除

图 4　在第 2 次治疗时（1 周后）测量溃疡创面较治疗前缩小了 50%

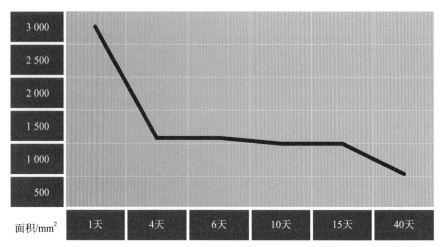

第1次与第2次治疗之间
创面愈合最明显

面积/mm²						
	1天	4天	6天	10天	15天	40天

图5　使用冲击波治疗的皮损大小变化情况图例

冲击波治疗适用于多种病损的皮肤组织。有研究者治疗了 15 名烧伤面积小于总皮肤面积 5% 的患者[3]。应用聚焦式冲击波在烧伤后的第 3 天和第 5 天进行 2 次治疗，每次治疗前用激光多普勒成像（LDI）分析病情。前 3 周，有 80% 的烧伤患者完全愈合，只有 15% 的患者需要清创与手术植皮，其余 5% 则形成增生性瘢痕。此研究通过激光多普勒成像方法证明首次冲击波治疗即可显著增加血流灌注量（图 5）。

另一项对烧伤小鼠进行的实验研究使用了带有散焦透镜的液电式冲击波，采用能流密度为 0.1 mJ/mm² 的冲击波 200 脉冲进行治疗（在烧伤 1 h 后进行），与未使用冲击波治疗的对照组相比，应用冲击波可以全面抑制促炎性细胞因子（CK）和金属蛋白酶（MMP）[6]。

此外，冲击波治疗后 4 h 和 24 h，中性粒细胞和巨噬细胞的浸润程度明显低于对照组，冲击波组的细胞因子和金属蛋白酶的基因表达（PCR 法）显著低于对照组。该实验的研究者认为冲击波治疗烧伤既可以刺激增殖还可以调控免疫应答，强调了在烧伤后最初几个小时的急性期进行治疗的必要性，以抑制会推迟创面愈合的炎症反应的发生[6]。

另一个具有前景的应用领域是皮肤移植和皮瓣的治疗。一项研究对 20 只大鼠的上腹部皮瓣进行了冲击波治疗[10]，皮瓣术后采用能流密度为 0.15 mJ/mm^2 的冲击波治疗 2 500 个脉冲。结果显示，治疗组的皮瓣坏死面积明显减少，皮瓣成活率明显增加（$P<0.01$）。血流灌注量的增加印证了这一临床疗效。此外，该实验的研究者发现，冲击波通过增加血流、减少炎症和组织凋亡，诱导了成纤维细胞和内皮细胞特异性生长因子的生成。研究人员对 36 只大鼠的上腹部皮瓣进行了不同的冲击波治疗方案的研究[7]。

为此，将大鼠分为 5 组，每组能流密度均为 0.11 mJ/mm^2，脉冲次数分别为 200，500，1 500，2 500 和 5 000 次。治疗效果与无冲击波治疗的对照组相比，200 脉冲的冲击波治疗皮瓣无效（$P<0.05$），5 000 脉冲的冲击波增加坏死面积（$P<0.05$），而 500 ~ 2 500 脉冲的冲击波治疗可以显著增加皮瓣成活率。

几项有趣的研究也证实了冲击波适用于缺血性病变的治疗。一项研究对 32 名下肢慢性缺血的患者进行了冲击波治疗[4]。

应用冲击波 2 周后，笔者观察到以下结果：血流增加（多普勒超声测量；$P<0.05$），功能改善（$P<0.05$），P_{CO_2} 减少且 P_{O_2} 增加（$P<0.05$）。

临床症状的改善包括患者无痛、无跛行走距离增加 2.4 倍，随访 3 个月治疗效果稳定。

后来有研究用手术栓塞了 18 只兔子的后肢动脉血管[16]。采用低能流密度的冲击波治疗 3 周，每周 3 次。

治疗结束时发现侧支循环被激活，毛细血管的密度和压力升高，NO 和 VEGF 的生成增加。

在过去的几年中，冲击波在治疗脂肪营养不良和脂肪团等美容问题中取得了令人鼓舞的结果。在他们的研究中，笔者使用能流密度为 0.018 mJ/mm^2 的放散式冲击波，每次施加 4 000 脉冲，21 d 内总共 6 ~ 8 次治疗[8]。结果发现表皮和真皮细胞外基质均有改善。

在另一项针对 55 名有脂肪团的女性进行的临床试验中，笔者使用电磁式冲击波发生器的平面探头和放散探头交替治疗，2～4周共治疗6～8次[5]。治疗后3个月和6个月随访时分析结缔组织，发现真皮和皮下组织中的胶原纤维/弹性纤维的密度增加。

皮肤弹性分别提高95%和105%。冲击波治疗对有长期脂肪团病史的老年妇女效果最好。在一项临床研究中，21名患有脂肪营养不良的女性（20～60岁）接受能流密度为 0.018 mJ/mm^2 的放散式冲击波（深度 5 mm，表面 25 mm）治疗，每次 2 000～4 000 脉冲[2]。使用超声分析皮肤的微观结构，高分辨率超声测量发现冲击波治疗后胶原蛋白水平有所升高[20]。

总结

所有这些结果表明，冲击波治疗可以改善皮肤的生物力学特性，从而使皮肤和皮下组织变得顺滑。

根据临床经验和相关文献信息可以得出以下结论：

| 冲击波治疗临床难治性皮肤病损的成功案例支持冲击波在这类疾病中的应用；
| 冲击波治疗能有效调控细胞修复和炎症反应；
| 冲击波的治疗方案、剂量和能量水平的确定需要更大样本前瞻性对照研究。

在此基础上，应该进一步研究冲击波疗法与外科技术、生物技术、高压氧疗法和其他目前应用的生物物理刺激方法相结合的可能性。

下一个研究领域将是确定冲击波治疗与上述治疗技术联合应用的时程和模式。

（赵君怡）

参考文献

1.   **Angehrn, F., Kuhn, C., Sonnabend, O., Voss, A.:** Extracorporeal shock waves as curative therapy for varicose veins? Clin Interv Aging. 2008; 3(1): 175–82.

2.   **Angehrn, F., Kuhn, C., Voss, A.:** Can cellulite be treated with low-energy extracorporeal shock wave therapy? Clin Interv . 2007; 2(4): 623–30.

3.   **Arnó, A., García, O., Hernán, I., Sancho, J., Acosta, A., Barret, J.P.:** Extracorporeal shock waves, a new non-surgical method to treat severe burns. Burns. 2010; 36(6): 844–9.

4.   **Belcaro, G., Cesarone, M.R., Dugall, M., Di Renzo, A., Errichi, B.M., Cacchio, M., Ricci, A., Stuard, S., Ippolito, E., Fano, F., Theng, A., Kasai, M., Hakim, G., Acerbi, G.:** Effects of shock waves on microcirculation, perfusion, and pain management in critical limb ischemia. Angiology. 2005; 56(4): 403–7.

5.   **Christ, C., Brenke, R., Sattler, G., Siems, W., Novak, P., Daser, A.:** Improvement in skin elasticity in the treatment of cellulite and connective tissue weakness by means of extracorporeal pulse activation therapy. Aesthet Surg J. 2008; 28(5): 538–44.

6.   **Davis, T.A., Stojadinovic, A., Anam, K., Amare, M., Naik, S., Peoples, G.E., Tadaki, D., Elster, E.A.:** Extracorporeal shock wave therapy suppresses the early proinflammatory immune response to a severe cutaneous burn injury. Int Wound J. 2009; 6(1): 11–21.

7.   **Kamelger, F., Oehlbauer, M., Piza-Katzer, H., Meirer, R.:** Extracorporeal shock wave treatment in ischemic tissues: what is the appropriate number of shock wave impulses? J Reconstr Microsurg. 2010; 26(2): 117–21.

8.   **Kuhn, C., Angehrn, F., Sonnabend, O., Voss, A.:** Impact of extracorporeal shock waves on the human skin with cellulite: a case study of an unique instance. Clin Interv Aging. 2008; 3(1): 201–10.

9.   **Meirer, R., Brunner, A., Deibl, M., Oehlbauer, M., Piza-Katzer, H., Kamelger, F.S.:** Shock wave therapy reduces necrotic flap zones and induces VEGF expression in animal epigastric skin flap model. J Reconstr Microsurg. 2007; 23(4): 231–6.

10.   **Meirer, R., Kamelger, F.S., Huemer, G.M., Wanner, S., Piza-Katzer, H.:** Extracorporal shock wave may enhance skin flap survival in an animal model. Br J Plast Surg. 2005; 58(1): 53–7.

11.   **Mittermayr, R., Hartinger, J., Hofmann, M., Krammel, F., van Griensven, M., Schaden, W., Redl, H.:** How many shockwaves are enough? Dose-response relationship in ischemic challenged tissue. 11th International Congress of the ISMST. Antibes, France; 5–7 June 2008.

12.   **Moretti, B., Notarnicola, A., Maggio, G., Moretti, L., Pascone, M., Tafuri, S., Patella, V.:** The management of neuropathic ulcers of the foot in diabetes by shock wave therapy. BMC Musculoskelet Disord. 2009; 10: 54.

13.   **Moretti, B., Notarnicola, A.:** Onde d'urto ad indirizzo rigenerativo. V congresso nazionale CORTE. Roma 6–8 marzo 2014.

14.   **Moretti, B., Notarnicola, A., Maiorano, M., Patella, V.:** Onde d'urto extracorporee nel trattamento delle ulcere del piede diabetico. IX CONGRESSO NAZIONALE S.I.T.O.D. TORINO 23–24 ottobre 2008.

15.   **Notarnicola, A., Moretti, B.:** Onde d'Urto extracorporee nel trattamento delle ulcere del piede diabetico. IX Congresso Nazionale SITOD, Torino. 23–24 October 2008.

16.   **Oi, K., Fukumoto, Y., Ito, K., Uwatoku, T., Abe, K., Hizume, T., Shimokawa, H.:** Extracorporeal shock wave therapy ameliorates hindlimb ischemia in rabbits. Tohoku J Exp Med. 2008; 214(2): 151–8.

17.   **Russo, S., Galasso, O., Corrado, B., Andretta, D.:** Le onde d'urto nel trattamento dell'osteonecrosi della testa del femore agli stadi iniziali. G.I.O.T.. 1999; VOL XXV fasc.

18.   **Schaden, W., Thiele, R., Kölpl, C., et al.:** Shock wave therapy for acute and chronic soft tissue wounds: A feasibility study. J Surg Res. 2007; 143(1): 1–12.

19.   **Seyler, T.M., Cui, Q., Mihalko, W.M., Mont, M.A., Saleh, K.J.:** Advances in hip arthroplasty in the treatment of osteonecrosis. Instr Course Lect. 2007; 56: 221–33.

20.   **Siems, W., Grune, T., Voss, P., Brenke, R.:** Anti-fibrosclerotic effects of shock wave therapy in lipedema and cellulite. Biofactors. 2005; 24(1–4): 275–82.

皮肤美容

美容问题的声波疗法

/ Maurice Adatto，Katharina Russe-Wilflingseder，
Kathrin Raegener

摘要

本篇展示了不同研究的结果，证实了声波的有效性和安全性并提出了新的适应证。目前放散式和平波式/聚焦式声波用来治疗橘皮组织、脂肪水肿、瘢痕、妊娠纹和纤维化，也可以提升皮肤弹性、平抚皱纹、紧实结缔组织、塑形身体、动员和分解脂肪。

引言

声波疗法起源于 30 多年来在泌尿外科成功应用的冲击波技术，关键的区别在于强度要低得多，且不具有破坏性，但能激发组织的愈合和再生过程，偶然发现的冲击波对皮下脂肪组织和皮肤质地的良好效果。治疗师在用 ESWT 治疗全髋关节置换术后肌肉功能障碍的女患者时，发现了一个非常有趣的现象[5]。冲击波治疗的最初目的是放松臀、大腿和髂胫束区域紧张的肌肉。放散式冲击波（rESWT）是适用于身体较大区域治疗的一种冲击波，除了缓解疼痛和改善活动能力，一些患者还注意到另外的可喜效果，即大腿表面的皮肤变得更加光滑，裤子更加合身，感觉也更宽松了。这些现象都提示了治疗部位周径减少，表面变得更加平坦。

> 声波疗法效果是纯属偶然发现的。

> 治疗后察觉到皮肤表面更加光滑并且周径减小。

出于市场因素，人们使用平波式和放散式声波疗法（AWT）这一术语，而不使用聚焦式或放散式冲击波疗法（ESWT）。目前也使用聚焦式代替平波式声波疗法。这一术语传达了这样的事实：声波疗法（AWT）是通过刺激组织以达到预期疗效的一种温和疗法。

> AWT 指放散式声波疗法。

在 2004 年、2005 年进行的首批科学研究中，有一项研究评估了冲击波对皮下脂肪组织的作用。在该研究中应用了一种改良后的冲击波设备 Minilith SL1（Storz Medical AG，瑞士）。冲击波场从聚焦式转变到散焦/平波式冲击波场。这种技术改良的结果为冲击波大部分能量在浅表皮肤区域进行释放[23]。目前有一种用于声波疗法的专用探头——C-Actor（图 1），C-Actor 探头产生的声波很容易到达相应的皮层，如表皮、真皮、脂肪组织和结缔组织。

> C-Actor 产生散焦平波式冲击波。

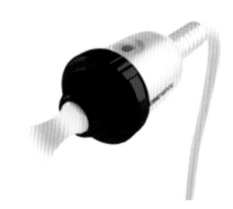

图 1　C-Actor® 探头产生散焦 / 平波式冲击波（Storz Medical AG）

　　进一步研究表明，气动放散式压力波（rESWT）对橘皮组织的治疗尤其有效（图 2）。它主要具有表面效应（在接触点即皮肤释放最大能量）。冲击波的振动已被证实能有效治疗隔膜，而隔膜在橘皮组织的生成中起重要作用。

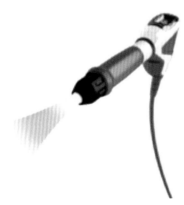

图 2　D-Actor® 探头产生放散式声压波（Storz Medical AG）

冲击波在美容治疗方面的作用

　　声波疗法在美容方面的积极疗效主要基于以下几种经科学证实的生物效应：[14]

刺激微循环（血液和淋巴液）；

增加细胞壁的通透性；

释放一氧化氮；

抗炎作用；

释放生长因子（血管内皮生长因子、骨形态发生蛋白、转化生长因子等）；

激活干细胞。

此外，低能量冲击波似乎通过激活免疫反应来刺激人体的自愈力，从而使干细胞迁移、分化和增殖[5, 23]。总的来说，体外冲击波提供了一种非常有效的治疗方式来刺激组织再生和愈合。也有证据表明，体外冲击波治疗有止痛和抗炎的短期效果，也有促进组织再生的长期效果[19, 25]。

远期作用：减少氧化应激，增加细胞膜通透性，激活脂肪酶

第一项关于"冲击波疗法对脂肪水肿和橘皮组织的抗纤维硬化作用"的初步研究发表于 2005 年。这项研究表明冲击波疗法能够显著减少血清中氧化应激标志物的含量。氧化应激标志物包括血浆蛋白羰基和血浆丙二醛[21]。

脂肪水肿和橘皮组织的氧化应激明显改善。同时，皮肤的生物力学特性（弹性，DermaLab，Cortex Technologies/Denmark）显著改善，真皮和皮下组织变得顺滑。既肿胀又富含脂质的真皮层中丙二醛的消耗与皮肤力学特性的改善显著相关。从这些研究可以得出结论，冲击波疗法和 / 或综合物理消肿疗法在治疗脂肪水肿和橘皮组织时通过使水肿真皮层中脂质过氧化产物释放而发挥预防硬化的重要作用[21]。

除上述效应外，声波疗法还可暂时增加细胞膜的通透性从而促进细胞间的物质交换，并激活作用区域的脂肪裂解酶（脂肪酶）。微循环的改善也增加了淋巴流量，并常常产生超过局部治疗区域的促淋巴回流作用[4]。

142

所有这些效应都会导致整个肢体（例如腿）的周径减小，变得纤细。声波疗法的一个令人愉悦的意外效果是放松治疗区域的肌肉，这样降低结缔组织压力进而改善微循环[2]。

声波疗法的副作用和禁忌证

副作用

副作用如下：

| 皮肤发红；
| 轻微疼痛；
| 肌肉酸痛；
| 偶发血肿。

非常罕见。如果治疗后发生这些副作用，唯一需要调整的就是在后续治疗中降低能流密度，这样就不会再发生副作用。总体来说，患者对声波疗法耐受性良好。

禁忌证

由于声波疗法同时具有局部的和系统性的作用，所以存在以下禁忌证：[7]

| 凝血异常（血友病）；
| 应用抗凝药物，尤其是维生素 K 拮抗剂；
| 血栓形成；
| 肿瘤、癌症；
| 妊娠；
| 第 1 次冲击波治疗前 6 周内应用激素治疗。

声波疗法的适应证和应用

橘皮组织

橘皮组织的病理生理学

橘皮组织（皮肤脂膜畸形）影响着所有种族 80%~95% 的女性，是美容领域的一大难题，造成典型的皮肤凹陷，也称作橙皮脂肪或者旧床垫现象。虽然橘皮组织不算是一种疾病，但它可能使女性产生巨大的心理负担。橘皮组织主要出现在脂肪大量囤积的部位，如大腿或臀部。

垂直的结缔组织隔膜。

橘皮组织的形成与女性皮下脂肪组织的特殊结构有关（图 3）。女性结缔组织隔膜垂直于皮肤表面，这意味着脂肪细胞可以在皮肤表面凸显出来。当脂肪细胞因摄入过多热量或激素性水潴留而增大时，它们向上突向表皮，使皮肤具有典型的凹陷外观。而男性的结缔组织隔膜形成纵横交错的模式，所以变大的脂肪细胞被控制在皮下组织内。垂直的结缔组织隔膜基本没有弹性，它们不能随着皮下脂肪体积的变化而变化。另一个需要考虑的因素是，随着老化皮肤厚度和弹性都会降低[6, 18]。

与男性纤维结构相比，女性大腿皮下脂肪组织的状态解释了为什么捏肤试验中"橘皮现象"更容易在女性中出现。

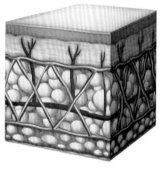 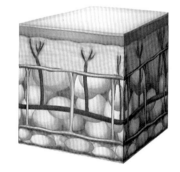

男性　　　　　　　　　　　女性

图 3　皮下脂肪组织结构（译者绘制）

女性有 210 亿~220 亿个脂肪细胞，而男性只有 170 亿~180 亿个。女性的脂肪细胞在怀孕期间作为能量储备[18]。

橘皮组织的病理生理非常复杂，它引起了恶性循环，需要打破这个恶性循环才能获得长期的治疗成功。变大的脂肪细胞增加了组织内部的压力，这种情况显著减少了局部血液和淋巴的微循环，增加了受影响部位的脂肪沉积（脂肪合成）。所有这一切的结果是，脂肪细胞增长、组织压力升高、微循环减少、脂肪沉积过多，形成恶性循环。相反，改善微循环可以使脂肪分解，这是许多橘皮组织疗法的出发点，如激光疗法、电疗法、护肤产品等[3]。

长期微循环受阻使受影响部位发生炎性反应，这导致结缔组织纤维硬化，在橘皮组织区表现为的明显的纤维结节[15]。

α_2- 肾上腺素受体作为一种脂肪分解抑制受体，它的存在是导致橘皮组织形成的另一个因素。这些 α_2- 肾上腺素受体主要分布于常见的、易受性别影响出现橘皮变化的皮下脂肪组织中。冲击波能够抑制 α_2- 肾上腺素受体，从而间接促进脂肪分解[24]。

α_2- 肾上腺素受体抑制脂肪分解。

根据所出现的症状，可区分纤维性、水肿性和脂肪性橘皮组织或 3 种类型的结合体。一般采用 Nürnberge-Müller 橘皮组织量表将橘皮组织的严重程度分为 4 个等级：[15]

| 0 期：健康皮肤；
| I 期：挤捏皮肤时出现橘皮纹；
| II 期：休息或平卧时可见皮肤凹陷；
| III 期：休息或平卧时可见皮肤肿块和隆起。

Doris Hexsel 开发了另一种橘皮组织分级量表[9]。除 Nürnberger-Müller 量表中使用的参数外，这个量表还包括其他参数对橘皮组织进行分级。

声波疗法对橘皮组织的疗效

Johnson 发表了第 1 篇使用声波疗法治疗橘皮组织的研究结果。102 名患者接受 6 次放散式声波疗法治疗（D20 探头，Storz Medical AG/ 瑞士）。患者总体满意率达 84%。72 名患者大腿周径减少 0.45 cm，具有显著性差异（$P = 0.025$）。声波疗法治疗橘皮组织的主要功效是增加血液循环。这种作用打破了血液或淋巴微循环受阻和脂肪囤积增加的恶性循环。相比其他治疗方式，声波疗法具有决定性优势：它诱导目标区域的新生血管形成，从而保证了长期的治疗效果，冲击波引发的组织再生发挥了重要作用（图 4）[10]。

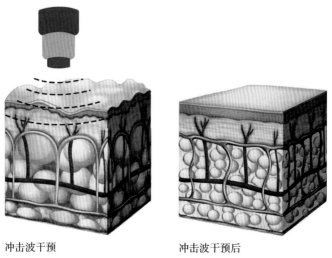

冲击波干预　　　　　　　　　　　　冲击波干预后

图 4　声波疗法对表皮和皮下组织的作用（译者绘制）

弹道式冲击波的另一个功效在于提高了皮肤及垂直结缔组织隔膜的弹性，从而使橘皮样皮肤变得光滑，纤维化的组织团块和结节因此变软甚至彻底消失[6]。

2013 年发表的一项研究显示，每周 2 次、每次 2 400 个脉冲、2.5 ~ 4.6 bar，共 8 次治疗，放散式冲击波或放散式声波疗法具有相似的效果[24]。应用橘皮组织严重程度量表（CSS，Doris Hexel），随访评估并与初始水平比较，结果表明，橘皮组织的程度和皮肤弹性均有显著改善[24]。

一些研究表明，AWT 的另一个积极作用是大腿围度的显著减少[2, 10]。

由于应用平波（聚焦式）冲击波具有高昂的后续花费，几年前在整形外科曾研究探讨了放散式冲击波应用的可行性，此问题再次出现在美容医疗领域。

这个研究的目的就是为了找出哪种方式治疗橘皮组织最有效：单独应用平波式冲击波，平波式冲击波和放散式冲击波联合，还是单独应用放散式冲击波。第 1 组应用放散式冲击波，治疗 5~7 次，每次 1 000~2 000 个脉冲，能量 2.4~3 bar。第 2 组应用平波式冲击波，治疗 5~7 次，每次 1 000 个脉冲，能量 0.34 mJ/mm²。第 3 组联合应用平波式和放散式冲击波，治疗 6~7 次，放散式冲击波每次 2 000~3 000 个脉冲，能量 2.6~3 bar；平波式冲击波每次 1 400~3 000 个脉冲，能量 0.32~0.38 mJ/mm²。结果非常明显，如果只关注橘皮组织的治疗效果，放散式冲击波最有效 [20]。基于这些发现，开发了 D-Actor 200 系统，一种特别为美容领域设计的放散式冲击波系统。

放散式声波用于治疗橘皮组织。

这项研究也表明平波式冲击波能够提高皮肤的弹性（并不是橘皮组织的主要问题）。因此可以联合应用放散式和平波式冲击波治疗并发结缔组织松弛的橘皮组织患者。这些研究中患者都表现出良好的依从性，这说明声波疗法在治疗中和治疗后都是一种安全有效并且副作用最小的治疗方法，大部分病例都取得了显著的效果 [2, 10]。

平波式冲击波能够提高皮肤的弹性。

一项题为"评价声波疗法/体外脉冲活化技术对橘皮组织疗效的随机对照研究"的实验探讨了放散式声波疗法的效果，通过进行三维皮肤结构测量以完善评估。治疗参数是 4 周内进行 6 次治疗，每次 3 000 点，治疗部位为大腿处 10 cm×15 cm 的区域，能级为 2.6~3.6 bar [1]。

另一项前瞻性随机双盲对照试验中使用了放散式冲击波 [17]，在这项研究中作者使用了特殊的三维测量技术对治疗前后照片的皮肤形貌进行客观评估。采用两种不同的放散式冲击波探头，每周治疗 1 次，共 8 次。DI15 探头（Storz Medical AG/ 瑞士）以 2~3 bar 的能量，每次 1 000 脉冲，联合 D20-S 探头（Storz Medical AG/ 瑞士）以 3~5 bar 的能量，每次 2 500 脉冲。治疗组中大多数患者皮肤凹陷数量和深度（11 名患者中的 9 名）、皮肤硬度（11 名患者中的 8 名）和皮肤质感（11 名患者中的 10 名）均有改善。11 名患者中的 6 名有体型的改善，4 名有大腿周径的减小。二维照片评估橘皮组织外观及三维测量皮肤形貌均有显著改善 [17]。

一项随机对照试验证实，平波式冲击波联合日常臀肌肌力训练比单纯臀肌肌力训练更有效。第 1 组接受每周 1~2 次共 6 次平波式冲击

结合力量训练。

波联合每日臀肌肌力训练；第2组接受6次假平波式冲击波治疗，每次2 000脉冲，能级为0.01 mJ/mm² 联合日常训练。第1组患者橘皮组织严重程度量表中的所有5个参数都有显著改变，第1组和第2组之间也存在显著性差异（$P = 0.001$）[11]。

橘皮组织的治疗

通常使用放散式声波疗法治疗橘皮组织，共有四种不同的脉冲探头能达到这种效果。深部冲击头（DI15）和CERAmax（C15）探头主要用来激活中层组织。两种D-Actors探头（D20和D35）作用更加表浅，具有额外的振动效应，能使皮肤表面更加平滑，激活代谢活动[23]。如果橘皮组织伴随结缔组织薄弱，应该联合应用放散式和平波式声波治疗。平波式/聚焦式声波更多的在细胞水平和深部组织起作用，能够增强胶原蛋白的合成从而提高皮肤的紧实度（图5）。

橘皮组织	橘皮组织处方
疗程	8~12次
治疗频率	1~2次/周

C-ACTOR® Ⅱ

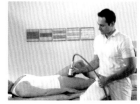

脉冲数/治疗部位	1 000点
能量/（mJ/mm²）	0.76~1.02
间歇期	小

D-ACTOR®

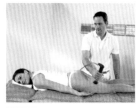

脉冲数/治疗部位	4 000点
能量/bar	1.4~4.6
治疗探头	D20-S
频率	20 Hz

V-ACTOR®

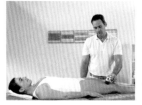

10 000点（自选）

图5 放散式和平波式弹道冲击波治疗橘皮组织的方案

脂肪水肿

与橘皮组织相反，脂肪水肿是一种疾病，因为其可能伴随剧烈疼痛、触痛及张力增加。脂肪水肿通常发生在双下肢，但也可能发生在双上肢和身体其他部位。在大多数情况下，病情是逐渐进展的。典型的脂肪水肿表现为对称性皮下脂肪组织聚积并伴随体液潴留。这是由脂肪组织增生造成的[20]。由于脂肪水肿的病理生理和橘皮组织非常相似，所以这两种症状可以用相同的方法治疗。

治疗方案同橘皮组织。

瘢痕 / 妊娠纹

妊娠纹是皮肤上的一种特殊形式的瘢痕，皮肤萎缩和松弛纹也称为妊娠纹，可以应用声波疗法治疗（图 6），刺激胶原合成在这里起到关键作用，橘皮组织研究的发现开辟了应用新领域。例如，研究发现经声波疗法治疗后的纤维化组织和结节变软且疼痛减轻，所以衍生出了声波可能对瘢痕组织也有效。目前声波疗法在治疗萎缩性和增生性瘢痕时贯穿全程，用于软化变硬的结缔组织，使之更具弹性，以期长期改善微循环并刺激组织重组和再生。

提高皮肤弹性，增加结缔组织紧实度和平抚皱纹

一项名为"应用体外声波疗法增强皮肤弹性、复原橘皮组织真皮层和薄弱结缔组织"的临床研究于 2005 年开始[6]。

第 1 组给予 6 次平波式冲击波治疗，每周 2 次，每次 3 200 脉冲，平均能级 0.25 mJ/mm^2。第 2 组应用相同的参数，但 4 周内进行 8 次治疗。该项研究应用弹性模量测量仪 Derma-Lab® 进行观测，测量结果以 MPa 为单位。除此之外，再使用同一家公司的 Derma Scan C® 超声设备和 20 MHz 超声探头，探查真皮层和向皮下组织移行区的结缔组织结构的变化。在治疗结束后 3 个月的随访中，两组皮肤弹性增加了 77%。对超声图像的评估表明细胞密度有所提高，目测确定的弹性值增加趋势是显著的[6]。

治疗组织	瘢痕
疗程	6~8次
治疗频率	2次/周

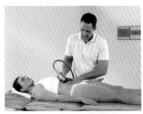

C–ACTOR® Ⅱ

脉冲数/治疗部位	250/cm²
能量/（mJ/mm²）	0.56~0.88
间歇期	长

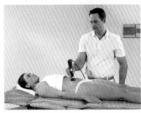

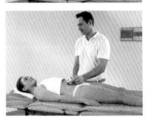

图6　声波疗法治疗妊娠纹处方

身体塑形，脂肪动员

大腿近端赘肉减少。

目前，弹道式冲击波也被用来减小周径、治疗局部脂肪沉积如大腿近端赘肉，研究显示皮下脂肪组织厚度平均减少约 2 cm²。皮下脂肪组织的萎缩是脂肪分解改善的结果，目前这一过程的启动机制尚未完全阐明。局部微循环的改善无疑是刺激脂肪分解的重要因素，抑制 α_2 受体可能也发挥重要作用。

一项题为"声波身体塑形疗法：14 例样本的随机对照研究"的研究旨在探究声波疗法对减少局部脂肪沉积的作用[2]。放散式和平波式声波应用于大腿近端区域，主要治疗典型的大腿近端赘肉，治疗每周 2 次，共进行 8 次。应用平波式冲击波 1 500 个脉冲，能量 0.45 ~ 1.24 mJ/mm²，联合放散式冲击波 3 000 个脉冲，能量 3 ~ 4 bar。

身体塑形	大腿近端赘肉	腰间赘肉	腹部赘肉
疗程	8~12次	8~12次	8~12次
治疗频率	2次/周	2次/周	2次/周

C–ACTOR® II

脉冲数/治疗部位	2 000 点	2 000 点	2 000 点
能量/（mJ/mm²）	0.76~1.02	0.76~1.02	0.56~0.76
间隙期	小/大	小/大	小/大

D–ACTOR®

脉冲数/治疗部位	4 000 点	4 000 点	4 000 点
能量/bar	1.4~4.0	1.4~4.0	1.4~4.0
治疗探头	D20–S（或DI15）	D20–S（或DI15）	D20–S（或DI15）
频率	20 Hz	20 Hz	20 Hz

V–ACTOR®

	10 000 点（自选）	10 000 点（自选）	10 000 点（自选）

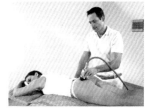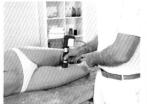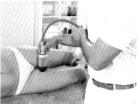

图 7　联合应用声波疗法提高皮肤弹性和皮肤 / 组织紧实度的处方

美速脂解

　　为了提高治疗效果，AWT 还与美速疗法结合使用。美速疗法是一种非手术美容药物治疗，美速疗法采用将药物或同类疗法的药物、植物提取物、维生素和其他成分多次注射到皮下脂肪中。据称，美速疗法注射以脂肪细胞为靶点，显然是通过诱导脂肪细胞分解、破坏和细胞凋亡实现的 [26]。在一个小样本研究中，具有以下适应证的患者接受治疗：[12]

| 脂肪细胞肥大的橘皮组织；
| 水肿或纤维性橘皮组织。

紧致皮肤	大腿内侧	上臂
疗程	6~8次	6~8次
治疗频率	1次/周	1次/周

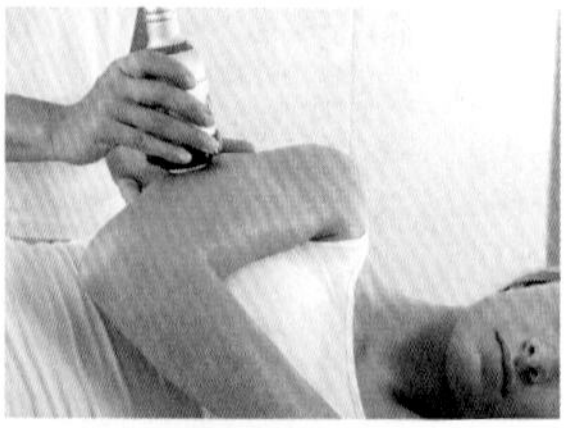

C–ACTOR® Ⅱ

脉冲数/治疗部位	2,000	1,500
能量/（mJ/mm^2）	0.76~1.02	0.76~0.88
间歇期	小	大

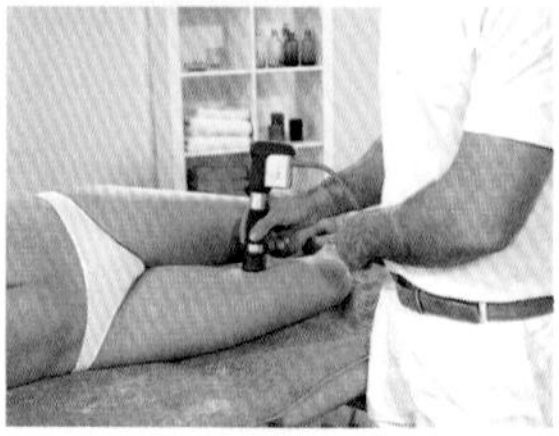

D–ACTOR®

脉冲数/治疗部位	2,000	—
能量/bar	1.4~3.6	—
治疗探头	D20-S（或DI15）	—
频率	20 Hz	—

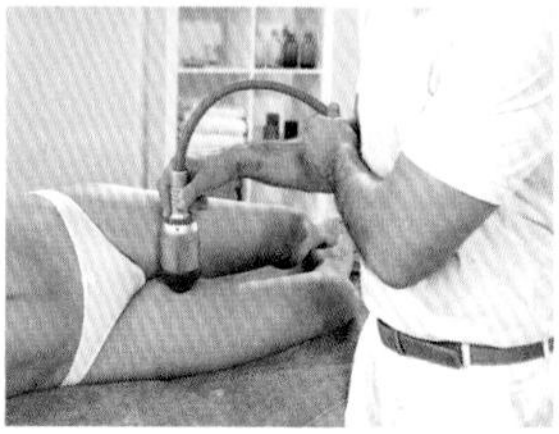

V–ACTOR®

10 000 点（自选）	10 000 点（自选）

图 8　脂肪动员的治疗处方

声波疗法联合美速疗法。

美速疗法应用磷脂酰胆碱（PPC）或者一种特殊混合药剂，同时使用放散式声波疗法于受累部位，6 000～8 000 脉冲，能量 2.4～3.0 bar。联合应用美速疗法和声波治疗橘皮组织，尤其在病情进展到晚期的时候，看起来是一种很有前景的方法。

纤维瘤病（囊纤维化）

多年来体外冲击波已经成功治疗了浅表纤维瘤病如 Dupuytren 挛缩（累及掌筋膜）或者阴茎弯曲（阴茎海绵体硬结症）[12, 16]。

隆胸术后的包膜纤维化。

得益于冲击波疗法对患有上述疾病患者的良好疗效，因此冲击波应该也能治疗隆胸术后的纤维囊肿。"女性硅胶假体隆胸术后，出现包膜纤维化的病理机制，与公认的纤维增生性疾病的机制，有很多相似之

治疗部位	皱纹/妊娠纹
疗程	6~8次
治疗频率	1次/周

C-ACTOR® Ⅱ

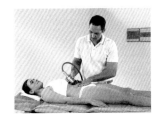

脉冲数/治疗部位	3 000 点
能量/（mJ/mm²）	0.56~0.88
间歇期	小

D-ACTOR®

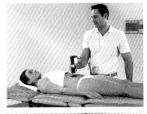

脉冲数/治疗部位	2 000 点
能量/bar	1.4~4.6
治疗探头	D20-S（或DI15）
频率	20 Hz

V-ACTOR®

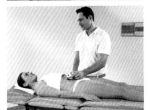

10 000 点
（自选）

图9 吸脂术后的声波疗法治疗处方

处。使用冲击波治疗乳房重建术后或硅胶假体植入隆胸术后的严重包膜纤维化（Baker 分级Ⅲ ~ Ⅳ级）是基于类似的适应证，因为炎性反应介导的结缔组织纤维化是导致纤维挛缩的首要原因[13]。

声波疗法的应用引起了"炎症细胞因子白介素 1 和 6 减少"[8]。

在首次研究中，对 12 名包膜纤维化患者的 19 个部位应用平波冲击波治疗。每名患者平均治疗 8 次，每周 1 次，每次 1 000 ~ 1 500 点，能级为 0.22 ~ 0.38 mJ/mm²。这项描述性横断面研究表明，"乳房切除术后接受乳房重建的患者没有感到疼痛明显缓解。与这些发现相反，除了一名患者外，其余所有因美观原因接受隆胸手术的患者的疼痛都有中度到显著的缓解"[8]。

吸脂术后的声波疗法治疗

声波疗法在抽脂术后的应用越来越广泛。它能刺激皮下脂肪组织的淋巴引流，也能改善组织的紧实度，这对于吸脂后获得良好的美容效果至关重要。

（张静）

参考文献

1. **Adatto, M.:** Controlled, randomized study evaluating the effects of treating cellulite with AWT/EPAT. Journal of Cosmetic and laser therapy. 2010.

2. **Adatto, M.:** Body shaping with acoustic wave therapy AWT /EPAT: Randomized, controlled study on 14 subjects. Journal of Cosmetic and laser therapy. 2011.

3. **Braun, M.K., Daser, A., Worblewska, K.K.:** Effects of Shock Wave Therapy on pathological changes in subcutaneous adipose tissue. A pilot study. Ästhetische Dermatologie. 04/2005.

4. **Byron, C.R., Benson, B.M., Stewart, A.A., Stewart, M.C.:** Effects of radial shock waves on membrane permeability and viability of chondrocytes and structure of articular cartilage in equine cartilage explants. Am J Vet Research. 2005; (66) 10: 1757–1763.

5. **Russo,S.:** Private communication, Naples, Italy, 1998 (Seite 1: Introduction, Zeile 6).

6. **Christ, Ch., Brenke, R., Sattler, G., Siems, W., Novak, P., Daser, A.:** Improvement in Skin Elasticity in the Treatment of Cellulite and Connective Tissue Weakness by Means of Extracorporeal Pulse Activation Therapy, Aesthetic Surg J 2008;28:538–544.

7. **ISMST, International Society for medical shockwave treatment:** www.ismst.com (Seite 3, Mitte).

8. **Heine, N.:** ESWT of capsular fibrosis after mammary augmentation – Preliminary results. Journal of Cosmetic and Laser Therapy. 2013.

9. **Hexsel, D.M., Dal'Forno, T., Hexsel, C.L.:** A validated photonumeric cellulite severity scale. JEADV 2009, 23: 523–528.

10. **Johnson, B.J.:** Use of Acoustic Wave Therapy (AWT) in the Treatment of Cellulite. Online. 2008.

11. **Knobloch, K., Knobloch, K., Joest, B., Krämer, R., Vogt, PM.:** Cellulite and Focused Extracorporeal Shockwave Therapy for Non-Invasive Body Contouring: a Randomized Trial, Dermatol Ther 2013 (12).

12. **Knobloch, K., Kuehn, M., Vogt, P.M.:** Focused extracorporeal shockwave therapy in Dupuytren's disease – A hypothesis. Medical Hypotheses. 2011.

13. **Marthan, J.:** Meso-lipolysis with AWT. AFMEaa. October 2009.

14. **Novak, P.:** Acoustic Waves Therapy for Treatment of Cosmetic Disorders. IPRAS Proceedings. 2009: 84–88 by MEDIMOND.

15. **Nürnberger, F., Müller, G.:** So-called cellulite: an invented disease. J Dermatol Surg Oncol. 1978; 4: 221–229.

16. **Palmieri, A., Imbimbo, C., Longo, N., Fusco, F., Verze, P., Mangiapia, F., Creta, M., Mirone, V.:** A First Prospective, Randomized, Double-Blind, Placebo-Controlled Clinical Trial Evaluating Extracorporeal Shock Wave Therapy for the Treatment of Peyronie's Disease. Europ Urology. 2009.

17. **Russe-Wilflingseder, K.:** Placebo controlled, prospectively randomized, double-blinded study for the investigation of the effectiveness and safety of AWT for cellulite treatment. Journal of Cosmetic and Laser Therapy. 2013.

18. **Sattler, G., Pohl, U., Raegener, K.:** Pilot study: Acoustic Wave Therapy (AWT) for Cellulite. Ästhetische Dermatologie. 2/ 2008.

19. **Schaden, W., Thiele, R., Kölpl, Ch., Pusch. M., Nissan, A., Attinger, C.E., Maniscalco-Theberge, M.E., Peoples, G.E., Elster, E.A., Stojadinovic, A.:** Shock Wave Therapy for Acute and Chronic Soft Tissue Wounds. A Feasibility Study. J Surgical Research. 2007; (143): 1–12.

20. **Schingale, F.-J.:** Lymphödeme, Lipödeme. Schlütersche. Verlag 2011.

21. **Siems, W., Grune, T., Voss, P., Brenke, R.:** Anti-fibrosclerotic effects of shock wave therapy in lipedema and cellulite BioFactors 24, 2005; 275–282.

22. **Steinert, M.:** Efficacy and safety of AWT in anti-cellulite treatment. PRIME journal. 2013.

23. **Storz Medical AG:** Application brochure Cellactor SC1.

24. **Volk, E.:** Fettabbau und Alpha2-Rezeptor. Mesomorphosis.com. 2006.

25. **Wang, C.J., et al.:** Shock wave therapy induces neovascularisation at the tendon-bone junction. A study in the rabbits. J. Ortho. Res. 21. 2003; 984–998.

26. **Rittes, PG; Rittes, JC; Carriel, Amary MF (2006):** "Injection of phosphatidylcholine in fat tissue: experimental study of local action in rabbits". Aesthetic Plast Surg.

神经病学

冲击波在神经康复中的应用——痉挛性运动障碍的研究综述

/ Henning Lohse-Busch

摘要

一些神经系统疾病的临床症状继发于原有的神经组织结构损伤。这些症状导致的后果是营养失调、异常运动模式以及伴有瘫痪的肌肉失衡。这种从功能到结构性肌肉挛缩的转变皆由继发性功能障碍所致，根据定义，与原发的结构性损伤相反，该功能性障碍所致的损伤通常是可恢复的。

体外冲击波疗法（ESWT）治疗骨科关节周围疼痛确切的作用表明，重新获得无痛负重能力的要点在于恢复肌肉生理功能、抑制炎症、减轻水肿、改善受累组织的血液循环。

这些思路引导笔者将 ESWT 用于继发性功能障碍的治疗。为此，使用了 Minilith 和 Duolith 系统（自 Storz Medical AG）。从 1997 年起，作为神经康复综合疗法的一部分，ESWT 成功治疗了儿童痉挛性运动障碍。在 1 项对 38 名患儿进行的安慰剂对照研究中，2 周内进行了 4 次 ESWT 治疗后，髋关节活动度增加了 19.1°，膝关节活动度增加了 11.9°，踝关节活动度增加了 9.1°。

此外，对 62 名四肢瘫痪患儿进行的安慰剂对照研究表明，作为综合疗法的一部分，在 2 周内进行了 4 次 ESWT 后，肘关节活动度改善了 21.4°，而手旋后增加了 40.5°。多位学者描述了痉挛性运动障碍患者经过单次 ESWT 单项治疗后，其张力性肌肉挛缩得以减轻。

ESWT 是一种无创、无痛且安全的治疗选择，可减轻痉挛性运动障碍患者的肌肉僵硬，降低肌张力。

临床经验

ESWT 作为单一疗法在成年运动障碍疾病中的应用

1 项 2005 年的研究观察了聚焦式体外冲击波对 20 例脑卒中后痉挛型偏瘫患者上肢运动的影响[8]。所有患者均接受了安慰剂治疗，随后接受真正治疗。对前臂屈肌施加 1 500 个聚焦式体外冲击波脉冲，对骨间肌则共施加 3 200 脉冲，每条肌肉 800 脉冲，能流密度 0.3 mJ/mm²，冲击波可传导至受治疗肌肉的多个区域。使用 Duolith 系统进行治疗，利用改良 Ashworth 量表评估手腕伸展角度的增加和痉挛程度的变化（表 1 ）。

表 1　曼诺蒂（Manganotti）发现的单次 ESWT 后生物力学的变化 [8]

比较项目	初始	安慰剂治疗后 *	ESWT治疗后	1 周后	4 周后	12 周后
掌屈肌 Ashworth 评分	3.4	3.3	2.0	2.4	2.3	3.0
指屈肌 Ashworth 评分	3.2	3.1	0.8	1.2	1.3	1.8
关节活动度 /°	20	20	50	50	40	30

注：*. 安慰剂治疗应在真正治疗前 1 周进行。

表 1 说明

改良 Ashworth 量表是徒手肌肉测试，评估痉挛性肌张力。腕屈肌的 Ashworth 初始平均评分为（3.2 ± 0.7）分，手部肌肉的 Ashworth 评分为（3.2 ± 0.6）分。积极治疗后，腕屈肌的 Ashworth 评分立即降低至（2.0 ± 0.9）分（$P<0.001$）；手指屈曲（手指屈肌）痉挛明显减轻，Ashworth 评分降至（0.8 ± 0.4）分（$P<0.001$）。

治疗后比较显示，治疗后第 1 周（$P<0.001$）、第 4 周（$P<0.02$）和第 12 周（$P<0.05$）的手指屈指肌张力与初始之间存在显著差异。

治疗后比较显示，第 1 周（$P<0.001$）和第 4 周（$P<0.05$）的腕屈肌肌张力也与初始存在显著差异，12 周后，腕屈肌肌张力与初始相比没有差异（$P = NS$）。根据 Ashworth 量表，肌张力增高不同程度的患者之间，冲击波疗效没有不同 [8]。

治疗后的时间也影响被动关节活动范围（ROM），且存在统计学上显著差异［F（4，12）= 81.457；$P<0.001$］。治疗后比较显示，第 1 周（分别为 $P<0.01$；20°与 50°）和第 4 周（分别为 $P<0.05$；20°与 40°）的关节活动度与初始相比存在显著差异[8]。

ESWT 可减少脑卒中后患者上肢痉挛。

结果表明，痉挛即刻减轻，同时腕部关节主动伸展度增加，持续了约 4 周，而仅有最小程度的反弹。12 周后改善仍然存在。安慰剂治疗后未观察到变化。

电生理检查可明确冲击波是否可能对神经结构或肌肉造成损害。运动时动作电位潜伏期和振幅及霍夫曼反射均无变化，肌电图中也没有自发活动表明治疗肌肉损伤，神经系统检查亦无明显变化。

2009 年发表的一项研究介绍了 3 例上肢继发性肌张力障碍患者和 3 例先天性书写痉挛患者的病史[12]，他们都接受了 4 次聚焦式体外冲击波治疗，治疗部位是受影响的主要肌肉。

能量适当的 ESWT 不会对神经或肌肉造成损害。

3 名继发性肌张力障碍患者的情况均得到明显改善，疗效持续了 1 个多月。先天性书写痉挛患者中有 2 名症状略有改善，第 3 名患者无效。

ESWT 作为单一疗法在儿童痉挛性运动障碍中的应用

从 1997 年起，ESWT 作为儿童痉挛性运动障碍综合疗法之一就已经有报道[4, 5]。

ESWT 减轻脑瘫患儿的下肢痉挛。

2010 年发表了一项针对 12 例患有马蹄足的运动障碍患儿的安慰剂对照研究，将 ESWT 作为单一疗法，观察足挛缩的改善情况[1]。这项研究调查了以平方厘米为单位的前脚接触面积、前脚和后脚的峰值压力值（以 kPa 表示）以及用改良 Ashworth 量表评估的肌肉张力。该方案包括 1 次安慰剂治疗，6 周后进行 1 次有效的 ESWT。如表 2 所示，在用 ESWT 进行真正治疗后，对患儿观察至少 12 周。

表 2　单独应用 ESWT 治疗 12 例儿童下肢痉挛性运动障碍的结果

n* = 四肢的数量。

变量	初始均值（SD）	安慰剂治疗后即刻结果	ESWT 治疗后即刻结果均值（SD）	1 周后均值（SD）	4 周后均值（SD）	12 周后均值（SD）	P
足底屈肌 Ashworth 评分	3.3（0.49）	3.1（0.38）	1.8（0.38）	1.9（0.51）	2.25（0.45）	2.8（0.57）	<0.01
被动关节活动度 /°	20（7）	20（6）	50（6）	50（7）	40（6）	30（8）	<0.01
足底表面 / cm²	40.31（5）	43.15（6）	80.23（7）	70.12	68.09（8）	48.23（6）	<0.01
压力峰值 / kPa	20.5（4）	22.1（6）	99.57（9）	95.06（6）	70.11（8）	30.4（9）	<0.01

表 2 说明

12 名患儿先行安慰剂治疗，6 周后行 1 次 ESWT 治疗。

所有患儿均从治疗中受益。痉挛程度的改善、前脚接触面积和前脚峰值压力的增加表明患儿的步态和生活质量得到了改善。疗效在 4 周多的时间内都保持稳定，在 12 周后开始逐渐减弱。

ESWT 作为综合疗法之一，用于治疗下肢痉挛性运动障碍[6]

以下研究采用 ICD 10 OPS 8–977 制定的综合治疗方法，每日手法治疗包括骨科技术、日常理疗、人际互动、降低肌张力的按摩和刺激本体感觉的按摩及医疗仪器（全身振动系统、电动跑步机、脚踏车、手训练器）进行刺激和训练[3]。近些年来，这些研究已扩展到包括 ESWT 在内，现对这些研究结果进行综述。

一项安慰剂对照研究纳入 38 例脑瘫患儿共进行 4 次 ESWT，这些患儿每天接受持续的综合治疗。在 2 周的时间里，使用 Duolith 系统（Storz Medical AG，Tägerwilen，瑞士）治疗足底屈肌 2 000 脉冲（能流密度均达到 0.2 mJ/mm²）。患儿的平均年龄为 8.9 岁（4~18 岁）。

所有患儿均有下肢屈曲挛缩，并接受了多年的物理治疗（神经发育疗法或 Vojta 疗法）。

髋、膝和踝关节被动矫正至"硬性挛缩"点或关节生理运动末端后，在仰卧位进行角度测量，结果采用中立位零度法记录，角度测量由未亲自治疗过这些儿童的医生进行。

20 名患儿（平均年龄 7.1 岁）作为历史对照组，他们在先前的一项研究中接受了安慰剂治疗，在该项研究中冲击波源与皮肤间放置了氯丁橡胶盘。

表 3　38 例患有痉挛性截瘫、偏瘫和四肢瘫痪的儿童以及青少年关节活动度的改善平均值，主要是锥体外系疾病（运动障碍，肌张力障碍）[6]

	试验组 $n = 76$ 下肢			安慰剂组 $n = 40$ 下肢		
	髋关节	膝关节	上踝关节	髋关节	膝关节	上踝关节
第 1 次 ESWT	6.1°	3.8°	3.0°	−0.3°	0.2°	0°
第 2 次 ESWT	8.6°	6.3°	5.2°	1.1°	0.7°	0.6°
第 3 次 ESWT	12.3°	7.9°	5.9°	3.6°	2.9°	1.9°
第 4 次 ESWT	19.1°	11.9°	9.1°	5.2°	4.8°	2.1°

表 3 说明
用双因素方差分析测量数据，被动关节活动度增加。

ESWT 作为治疗上肢痉挛性运动障碍综合疗法之一[6]

这项随机、双盲的前瞻性研究纳入 63 名脑性瘫痪（简称脑瘫）患儿（试验组），共治疗 126 条上肢。治疗组包括 22 名女孩和 41 名男孩，平均年龄为 11.8 岁（年龄最小的患儿为 4.5 岁，最大的 18 岁）。对照组包括 20 名随机选择的患儿——12 个男孩和 8 个女孩，年龄在 9.8 ~ 14.9 岁。

所有患儿均表现出上肢屈曲挛缩，并且由于所谓的"软"挛缩，前臂旋后功能受限。这些患儿多年来一直接受物理治疗（神经发育疗法或 Vojta 疗法）

在 2 周的持续综合治疗期间，每个患儿都接受了 4 次上肢体外冲击波治疗。每个病例均以高达 $0.2\ mJ/mm^2$ 的能流密度对神经紧密支配的骨间肌、蚓状肌及屈肘肌和旋前肌施加 600 个聚焦式体外冲击波脉冲。

通过在冲击波源和患儿身体之间放置 1 个氯丁橡胶盘来实现盲法，操作医师不知道哪些患儿接受了安慰剂治疗，哪些接受了真正治疗。

每次进行真实或假治疗之前和之后，都要测量手旋转时的运动范围（旋后／旋前）和肘关节可能的伸展角度。对测量数据进行双因素方差分析。

表 4　63 名痉挛性运动障碍患儿上肢肌肉的治疗结果，以及 20 名安慰剂组患儿上肢肌肉的治疗结果

	试验组（$n = 126$，上肢）		安慰剂组（$n - 40$，上肢）	
	伸展（肘）	旋后（手）	伸展（肘）	旋后（手）
第 1 次 ESWT	6.8°	16.4°	0.6°	0.9°
第 2 次 ESWT	10.3°	19.4°	1.7°	1.6°
第 3 次 ESWT	17.5°	32.9°	4.7°	3.4°
第 4 次 ESWT	21.4°	40.5°	6.7°	4.2°

表 4 说明

经过 4 次 ESWT 治疗的每个患儿，被动关节活动度测量值增加。

所有患儿都受益于上肢活动能力的提高，其中几个患儿能够用更大的力量推动自己的轮椅，而另一些患儿则能够第 1 次把勺子送到嘴里。

任何综合治疗都必须首先尝试改善痉挛患儿的肌肉、筋膜结构和

ESWT 提高了脑瘫患儿的上下肢运动范围，聚焦体外冲击波用于综合康复治疗且影响患儿步态。

关节功能障碍。其次，患儿必须学会将这些进步融入到自己的运动训练中。

这些反过来又需要物理疗法、按摩、不同手法治疗技术、电动跑步机及人机交互疗法的支持。肌肉和关节运动的改善有助于恢复本体感觉，这是运动的基础。

先前的一项研究中，粗大运动功能评定显示，上述不含 ESWT 的综合疗法也可使痉挛性运动障碍儿童的粗大运动能力得到持久的质的改善[11]。

研究已表明，聚焦式体外冲击波疗法在治疗痉挛性上肢和下肢挛缩中是很有效的[1, 4, 8, 12]。即便如此，仍不清楚患儿能在多大程度上将他们在肢体和关节运动方面的进步转变为功能上的提高。

脑瘫儿童经含 ESWT 的综合疗法治疗后的运动学[7]

对 30 例痉挛性运动障碍儿童和青少年进行检查，14 个女孩和 16 个男孩——年龄在 8 ~ 20 岁，平均年龄为 12.3 岁。21 例儿童患痉挛性下肢瘫，9 例患痉挛性四肢瘫，入选条件包括至少能独自行走 8 m。

多年来，这些儿童和青少年一直在接受公共机构为残障人士提供的各种物理治疗，还在某种程度上辅以各种自主研发的疗法。

经过常规介绍后，父母签署患儿参加研究的书面知情同意书，如果可能的话，由患儿自己签署，摄像系统（Dartfish）记录行走过程中的活动顺序。使用 Duolith 系统（Storz Medical AG，Tägerwilen，瑞士）的冲击波发生装置，对下肢挛缩的屈肌施加低能量聚焦式体外冲击波（每条肌肉 2 000 脉冲，0.1 mJ/mm^2），第 1 周 2 次，第 2 周 3 次。

出于实际原因，不可能设置对照组，父母也不会同意设置对照组。只好用一些常规经验来代替对照组，笔者使用了粗大运动功能评估量表（GMFM）[10] 和基于粗大运动功能评估量表的粗大运动功能分级系统（GMFCS）[11]，粗大运动功能评估量表评估运动障碍患儿的能力，粗大运动功能分级系统将其分为 5 级障碍：第 1 级步行时只有微小障碍，第 5 级不能坐起。

粗大运动功能分级系统定义了运动障碍儿童发育过程中，大概可完成预期粗大运动 90% 的可能年龄。对于 5 级粗大运动功能分级，约是 2 岁；对于 1 级粗大运动功能分级，约是 5 岁。测试的所有儿童和青少年的年龄至少是粗大运动功能分级系统提出的年龄范围的 2 倍甚至 4 倍，他们应该基本完成了个体粗大运动的发育，达到 100%。

结果

28 个患儿接受了评估。2 个患儿因急性感染无法完成全部治疗。对患儿数据进行统计分析，似乎所有患儿左侧肢体运动障碍更为明显（表 5）。

表 5　表格显示了摆动相踝关节伸展的改善，受痉挛影响严重的一侧踝背屈改善 35%，而受影响较小的一侧改善 20%

n = 28	治疗前角度	治疗后角度	变化率 /%	P，ESWT 之前 / 之后的比较
AJ 左，摆动相	13.5°	10.0°*	35.0	0.003
UAJ 右，摆动相	12.0°	10.0°*	20.0	0.008
AK 左，首次着地	37.5°	29.5°	21.3	0.010
AK 右，首次着地	25.0°	23.0°	15.0	0.027
P 支撑相，右	20.0°	17.0°	15.0	0.009
P 支撑相，左	21.4°	19.5°	11.6	0.014

注：AJ. 踝关节；AK. 膝关节和踝关节伸展角度之和；P. 骨盆角度；*. 跖屈。

当脚接触地面（首次着地）时，根据膝关节和上踝关节的伸展角度之和创建 1 个单独的指标。记录到受累和受累较轻的一侧分别改善了 21.3% 和 15%。

站立相中期，受累侧和受累较轻的一侧骨盆角度分别改善了 11.6% 和 15%，所有患者均对治疗耐受良好，没有恼人的副作用或事件发生。

ESWT 改善了脑瘫患儿步行的效率。

讨论

痉挛性运动障碍儿童和青少年的运动学变化表明，包括 ESWT 在内的综合疗法可以改善步态。这些儿童经过综合治疗后行走更容易，从而大大提高了生活质量。

ESWT 作为单独治疗对脑瘫患儿有效。

在系列物理治疗中，逐渐增加强度并不能有效改善痉挛性小儿脑瘫儿童的粗大运动功能[9, 13]。但是以往的研究证实这样一种治疗理念：把物理治疗作为综合疗法的一部分而不是作为单一疗法使用，从长远看确实可以促进运动障碍儿童粗大运动功能的进步[2, 6, 9, 13]。

物理疗法作为一种单一疗法对脑瘫患儿无效。

ESWT 对肌肉的硬度和张力有很大影响。使用 ESWT 后运动障碍的改善立竿见影，并且多次治疗会增强效果，从而使随意运动的基础——本体感觉也随之改善，因此儿童能够在运动技能上取得进步并保持下去。

ESWT 安全，适用于儿童。

低能流密度不会对肌肉或神经造成损伤[8]，因此，这种治疗是安全的、绝对无痛的，所以适合儿童使用。

作为综合治疗的一部分，ESWT 和物理治疗共同改善痉挛患者的运动功能。

2003 年，粗大运动功能评估结果表明，当时使用的综合疗法理念（不包含 ESWT）产生效果至少持续了 7 个月[6, 11]。

儿童每天学习并使用的粗大运动技能，如步行，只要生物力学状况不恶化，就不会被遗忘。当然，若基本条件没有受影响，肌筋膜系统的功能仍有改善的可能，并将会持续数月。因此，必须根据诊断结果以合适的间隔重复治疗，只有当考虑个体差异并结合不同治疗方案而采用一种综合治疗处方，才能制定出切实可行的治疗目标，真正帮助儿童在自然发育基础上取得进步。这同样适用于身体停止生长的青少年。

结论

ESWT 是一种改善儿童和成年人痉挛性运动障碍的安全有效的方法，其正性效应可持续数月，可用于运动学习或再学习。

（关爱琳）

参考文献

1. **Amelio, E., Manganotti, P.:** Effect of shock wave stimulation on hypertonic plantar flexor muscles in patients with cerebral palsy: a placebo-controlled study. J Rehabil Med. 2010; 42(4): 339–43.

2. **Bower, E., Mitchell, D., Burnett, M., Campbell, M.J., McLellan, D.L.:** Randomized controlled trial of physiotherapy in 56 children with cerebral palsy followed for 18 months. Dev Med Child Neurol. 2001; 43(1): 4–15.

3. **Coenen, W.:** Manuelle Medizin bei Säuglingen und Kindern. Springer Verlag Berlin Heidelberg New York. 2009.

4. **Lohse-Busch, H., Kraemer, M., Reime, U.:** A pilot investigation into the effects of extracorporeal shock waves on muscular dysfunction in children with spastic movement disorders. Schmerz. 1997; 18, 11(2): 108–12.

5. **Lohse-Busch, H.:** Extrakorporale Stoßwellen. In: Lohse-Busch, H., Riedel, M., Graf Baumann, T., (Eds.): Das therapeutische Angebot für bewegungsgestörte Kinder. Springer Verlag Berlin Heidelberg New York. 2001; 257–274.

6. **Lohse-Busch, H., Riedel, M., Falland, R., Sailer-Kramer, B., Reime, U., Kraemer, M.:** Manualmedizinisch-physiotherapeutische Komplexbehandlung bei Kindern mit infantiler Zerebralparese. Manuelle Medizin. 2003; 41: 279–287.

7. **Lohse-Busch, H., Kraemer, M., Reime, U., Marbler, X., Möwis, U.:** Veränderungen der Gehfähigkeit spastisch bewegungsgestörter Kinder und Jugendlicher. Zweiwöchige physikalisch-medizinische Komplexbehandlung. Manuelle Medizin. 2010; 48: 107–111.

8. **Manganotti, P., Amelio, E.:** Long-term effect of shock wave therapy on upper limb hypertonia in patients affected by stroke. Stroke. 2005; 36(9): 1967–71.

9. **Palmer, F.B., Shapiro, B.K., Wachtel, R.C., Allen, M.C., Hiller, J.E., Harryman, S.E., Mosher, B.S., Meinert, C.L., Capute, A.J.:** The Effects of Physical Therapy on cerebral palsy. The New England Journal of Medicine. 1988; Vol. 318, 13: 803–808.

10. **Rosenbaum, P.L., Walter, S.D., Hanna, S.E., Palisano, R.J., Russell, D.J., Raina, P., Wood, E., Bartlett, D.J., Galuppi, B.E.:** Prognosis for gross motor function in cerebral palsy. JAMA. 2002; 288: 1357–1363.

11. **Russel, D.J., Rosenbaum, P.L., Cadman, D.T., Gowland, C., Hardy, S., Jarvis, S.:** The Gross Motor Function Measure: A means to evaluate the effects of physical therapy. Dev Med Child Neurol. 1989; 31: 341–352.

12. **Trompetto, C., Avanzino, L., Bove, M., Marinelli, L., Molfetta, L., Trentini, R., Abbruzzese, G.:** External shock waves therapy in dystonia: preliminary results. Eur J Neurol. 2009; 16(4): 517–21.

13. **Weindling, A.M., Cunningham, C.C., Glenn, S.M., Edwards, R.T., Reeves, D.J.:** Additional therapy for young children with spastic cerebral palsy: a randomised controlled trial. Health Technol Assess. 2007; 11(16): 1–71.

牙科学

冲击波治疗牙龈袋疾病

/ Henryk Steinke，Rolf F.Rädel

摘要

本篇报道了 4 例伴或不伴有骨吸收的难治性牙龈袋患者,他们均接受了电磁式体外冲击波治疗。

这 4 例慢性难治性病例经治疗后,炎症症状明显减轻,牙龈不再疼痛,牙龈袋深度明显变浅或完全愈合。在 2 例垂直牙槽内骨吸收的病例中发现了额外的骨形成,仅 1 例广泛水平型骨吸收的患者没有发现新的骨质形成,X 线片显示骨骼结构由不均匀变为均匀海绵状结构,说明活骨形成。

引言

牙周炎是牙周组织(牙齿周围尤其是颌骨周围组织)的慢性细菌感染。当感染导致牙龈萎缩和骨质吸收时,通常会形成牙龈袋,"牙龈袋"或"牙周袋"通常用来描述牙周组织的炎症性疾病。

根据"国际牙周病分类研讨会"的意见,牙龈疾病分类如下[3]:

| 慢性牙周炎;
| 侵袭性牙周炎;
| 作为全身疾病症状之一的牙周炎,这些疾病包括造血障碍(获得性中性粒细胞减少症、白血病)和遗传性疾病(唐氏综合征、组织细胞增多症、白细胞黏附缺陷症、科恩综合征、婴儿遗传性粒细胞缺乏症);
| 坏死性牙周病;
| 牙周脓肿;
| 牙周 – 牙髓联合病变;
| 发育相关或获得性病理异常改变。

对于以下临床评估,只有慢性感染性牙周病与牙龈袋发病相关。细菌感染是牙周炎发生和牙龈袋形成的基本前提,遗传性和获得性危险因素(吸烟、肥胖、妊娠,以及慢性病如糖尿病、过敏、风湿、心血管疾病)可促进病理改变[14]。

根据文献所述，吸烟者患牙周炎的风险是非吸烟者的 2.6 ~ 6 倍[15]。波美拉尼亚健康研究（SHIP）发现，吸烟者的口腔健康状况与比其年长10 岁的非吸烟者的口腔状况相当。炎症是一种对抗细菌定植增加的防御反应，可导致明显的组织和骨骼溶解，同时形成牙龈袋或牙周袋[14]。在广泛侵袭性牙周炎病例中，可以观察到间歇性进行性组织坏死、出血倾向增加、牙齿进行性松动、化脓严重及全身性症状。影响疾病进展的因素还包括各种病毒感染，例如 EB 病毒、单纯疱疹病毒和巨细胞病毒[10]。

去除炎症组织后，有不同的治疗模式[7]：

| 使用釉质基质蛋白，这些内源性蛋白可用于轻度退化的牙周病术后，促进牙周组织的再生；

| 有或无膜片覆盖的自体骨填充；

| 有或无膜片覆盖的异体骨填充。

上述骨替代材料均是生物相容性较好的填充材料。在广泛牙周缺损的情况下，细胞封闭膜（GTR = 组织再生引导）或釉质基质蛋白与骨替代材料联合治疗似乎愈合效果能更好，尽管这种优越性的组织学证据仍然很少[7]。

| 局部和全身抗生素治疗；

a. 局部应用 0.25% 甲硝唑；

b. 根据病原学检查结果选择全身应用甲硝唑、多西环素或环丙沙星。

上述治疗方案的疗效与人体免疫系统、手术区外（内源性骨）的状态以及替代材料（异体骨）的稳定性有关。在细菌感染的情况下，拔牙往往是唯一的选择，因为牙周组织已经被破坏。

初步的研究结果证明，利用体外冲击波疗法为牙周组织的再生提供了可能[4, 9]。

牙龈袋的改变类似于愈合不良的伤口，有人推测体外冲击波治疗会产生相似的极佳疗效[5, 12]，特别是不会形成疤痕或皮肤替代组织，成体干细胞迁移的相关研究解释了这一现象[6]。继发性骨吸收产生的缺口由肉芽组织填充[9]，这一过程与 ESWT 治疗骨不连类似。本篇病例包括了伴或不伴感染的患者[2, 11, 13]。

方法

冲击波治疗无需麻醉，直接作用在目标牙周区外部的脸颊或嘴唇。用防水记号笔进行精确标记，将冲击波手柄放置在标记位置。在治疗过程中，患者持手柄并调整至疼痛区，即牙龈袋处（生物反馈）。

标记区域用聚焦式冲击波（Duolith，Storz Medical AG，Switzerland）治疗，0.23 mJ/mm^2，4 Hz，每个治疗区域 1 000 次脉冲，隔周 1 次，共 4 次。

对治疗结果进行影像学（曲面断层片或个体化 X 线摄影）和临床记录（牙周缺损区域的目测评估和牙周袋深度测量）。

在 4 个病例中，治疗目的是缩小牙龈袋并诱导牙槽骨形成。

4 名患者接受了治疗：

病例 1

患者，女，57 岁，接受抗凝治疗（Macumar），由于进行抗凝治疗的患者出血倾向增加，在牙周手术治疗中会出现特殊的问题。

在本病例中，牙周功能不全发生在下颌的磨牙区。X 线片显示第一磨牙下垂直的根间骨质丢失，形成多个牙桥，局部发生细菌性化脓性牙周炎时，破骨细胞通过免疫防御机制使骨骼减少，因此诊断为骨吸收。根据患者的一般情况，在权衡保守治疗的利弊之后选择拔牙，这样会显著降低假体修复的可能。

病例 2

患者，女，53 岁，拔除下颌前磨牙区（35 区）牙齿，并在种植牙齿前应用胶原蛋白凝胶（Resorba Medical GmbH，Germany），治疗后出现单齿缺口。

查体和影像学检查均可发现拔牙处的垂直型骨吸收。局部牙槽骨高度（6~7 mm）不足，松质骨密度不均，无法进行单齿植入。ESWT 治疗的目的是促进骨形成，为牙齿种植做好准备。

病例 3

患者，男，47 岁，右侧下颌 45，47 牙需要重建，46 牙缺失。X 线片显示整个下颌呈普遍的水平型骨吸收，无垂直型骨吸收，右侧出现广泛牙周病。治疗包括强化免疫系统和进一步检查以诊断伴发的病变。

病例 4

患者，女，40 岁，双侧下颌磨牙区因细菌感染而出现炎性囊袋。

47、48 牙Ⅱ~Ⅲ级（0~Ⅲ级）松动，36、37 牙Ⅰ~Ⅱ级松动，伴发垂直型骨吸收，这使患牙不适合进行修复治疗。为了在两侧下颌的磨牙上放置牙冠以弥补目前的下颌错位，采用 ESWT 对 47 和 48 牙进行修复前预处理。

结果

病例 1

ESWT 治疗 3 个月后查体发现囊袋深度明显变浅。治疗前 46 牙的Ⅱ级松动和 48 牙的Ⅰ级松动均改善至 0 级，不再出现化脓、肿胀、出血倾向增强等局部症状。此外，X 线片显示随着牙周袋变平整，有新的骨质形成（图 1，图 2）。

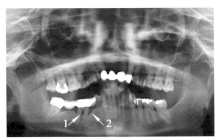

图 1　病例 1 ESWT 治疗前影像
箭头 1 和 2 标记经 ESWT 处理的牙龈袋

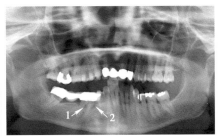

图 2　病例 1 ESWT 治疗 3 个月后
标记区域表现出明显的骨再生

病例 2

ESWT 治疗 3 个月后，查体发现治疗区域的牙龈稳定，先前的鞍状骨回缩减少。X 线片显示病变区域骨形成改善，这为种植牙齿奠定了基础，骨质结构较治疗前更加均匀。6 个月后成功植入 1 枚 11 mm 长的种植体，完成缺口的假体修复（图 3~图 5）。

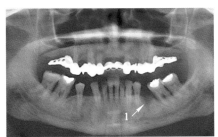

图 3　病例 2 ESWT 处理前
标记的位置（1）不适合种植

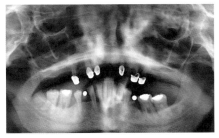

图 4　病例 2 ESWT 治疗 3 个月后
可发现明显的骨强化

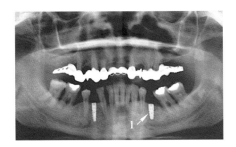

图 5　病例 2 植入治疗后，ESWT 治疗 6 个月

病例 3

治疗 3 个月后，患者牙周袋局部症状明显减轻。化脓、肿胀和出血情况消失，局部牙齿松动情况维持不变（45 牙Ⅰ~Ⅱ级松动，47 牙Ⅱ级松动）。X 线片未见新骨形成和牙周袋变浅（图 6，图 7）。

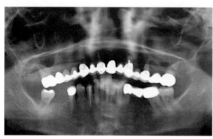 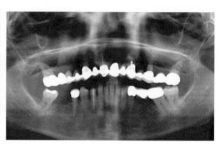

图 6　病例 3 ESWT 治疗前　　　　　　图 7　病例 3 ESWT 治疗 3 个月后

病例 4

3 个月内，牙龈袋区化脓、肿胀及出血倾向等临床症状明显减轻，但病变牙的松动情况没有改变。X 线片未见新骨生成，牙周袋未变浅。该病例结果是临床症状减轻，但无形态学好转（图 8，图 9）。

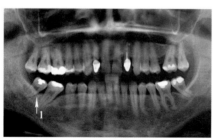 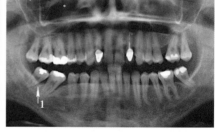

图 8　病例 4 ESWT 治疗前　　　　　　图 9　病例 4 ESWT 治疗 3 个月后

讨论

由于尚不清楚冲击波作用于感染牙齿区域时的疼痛程度，因此测试了在麻醉（牙槽神经阻滞）和无麻醉情况下患者对冲击波的疼痛敏感性，毕竟使用麻醉会降低冲击波的愈合效果[13]。

ESWT 治疗并不痛苦，即使在非麻醉区也是如此。因此，这些治疗是在没有局部麻醉的情况下进行的[8]。

笔者考虑了冲击波在面颊和牙周治疗区域之间的口腔内，应用不同耦合剂的优劣，如水、凝胶和唾液。根据笔者的经验，唾液作为耦合剂就足够了。

本研究的理论基础是冲击波可以治疗骨不连，促进伤口愈合[7~12]。4 个病例的治疗均取得了成功，表现为囊袋减小、牙齿松动度降低。但是，只有 2 例患者有新骨形成。由此可见，水平型骨吸收的病例中骨形成明显不足。因此，4 次治疗可能不足以促进广泛水平型骨吸收的修复，最佳的治疗方案有待进一步研究，组织学研究和 CT 对骨结构的更精确描述可能会提供更好的证据。

ESWT 有望在种植牙领域开辟新的适应证。在特殊病例中，由于骨吸收，无法行牙齿种植，用替代骨来强化骨的技术要求高，不能完全令人满意。利用 ESWT 诱导内源性骨量增加和 / 或改善骨质量可能成为牙周病治疗的一种新趋势。

（张瑜）

参考文献

1. **Carranza, FA.:** Clinical Diagnosis. In Newman, MG., Takei, H.H., Carrana, FA., editors: Carranza's Clinical Periodontology, 9th Edition. Philadelphia: W.B. Saunders Company, 2002; page 439.
2. **Delius, M., Draenert, K., Diek, A.l., Draenert, Y.:** Biological effects of shock waves: in vivo effect of high energy pulses on rabbit bone. Ultrasound Med. Biol. 1995; 21: 1219.
3. **International Workshop For Classification of Periodontal Diseases.**
4. **LI, X., Chen, M. Li, L., Oing, H., Zhu, Z.:** Extracorporeal shock wave therapy: a potential adjuvant treatment for peri-implantitis. Med Hypotheses 2010 Jan; 74(1): 120–2.
5. **Moretti, B., Notarnicola, A., Maggio, G., Moretti, L., Pascone, M., Tafuri, S., Patella, V.:** The management of neuropathic ulcers of the foot in diabetes by shock wave therapy. BMC Musculoskeletal Disorders. 2009; 10: 54.
6. **Neuland, H.G., Schmidt, A., Delhasse, Y., Bloch, W., Duchstein, H.J.:** Extracorporeal shockwaves manifest themselves as biological mechanotransduction. In: Abstracts ISMST 10th International ISMST Congress. Toronto. 2007: 12.
7. **Quintessenz:** Parodontologie 24, 2013; 417–439.
8. **Rompe, J.D., Meurer, A., Nafe, B., Hofmann, A., Gerdesmeyer, L.:** Repetitive low-energy shock wave application without local anesthesia is more efficient than repetitive low-energy shock wave application with local anesthesia in the treatment of chronic plantar fasciitis.J Orthop Res. 2005; 23(4): 931–41.
9. **Sathishkumar, S., Meka, A., Dawson, D., House, N., Schaden, W., Novak, M.J., Ebesole, J.L., Kesavalu, L.:** Extracorporeal shock wave therapy induces alveolar bone regeneration. J.Dent.Res. 2008; 87(7): 687–91.
10. **Saygun, J., et al.:** Parodontitis Lesions are a source of salivary cytomegalovirus and Epstein-Barr virus. J.Priodont Res. 2005; (40): 187–191.
11. **Schaden, W., Fischer, A., Sailler, A.:** Extracorporeal shock wave therapy of nonunion or delayed osseous union. Orthop Relat Res. 2001: 90–94.
12. **Schaden, W., Thiele, R., Kölpl, C., Pusch, M., Nissan, A., Attingen, C.E., Maniscalo-Theberge, M.E., Peoples, G.E., Elster, E.A., Stojadinovic, A.:** Shock wave therapy for acute and chronic soft tissue wounds: a feasibility study. J.Surg.Res. 2007; 143(1): 1–12. Epub 2007 Sep 27.
13. **Schleberger, R., Senge, T.:** Non-invasive treatment of long bone pseudarthrosis by shock waves (ESWL). Arch. Orthop. Trauma Surg. 1992; 111(4): 224–227.
14. **Stein, JM.:** Moderne Parodontologie in der Praxis, Spitta-Verlag, 2011.
15. **Zahnärzteblatt Baden-Württemberg:** Ausgabe 2008. (10).

耳鼻喉科学

冲击波碎石术治疗涎石病的最新进展

/ Johannes Zenk，Michael Koch，Mirco Schapher，Heinrich Iro

摘要

涎石病是一种不可小觑的疾病，尽管它的发病率仅有 0.15%。从手术切除腺体开始，出现周围组织损伤的风险让人忧心忡忡。随着冲击波碎石术的使用，该项技术应用于唾液腺结石只是时间问题。冲击波现用于治疗内镜难以到达的结石，或单一内镜方法无法治疗的大结石。

引言

涎石病是引起大唾液腺炎症的最常见原因之一，发病率是 0.15%[27]。还有流行病学数据统计显示，有症状的唾液腺结石发生率高达每百万人 59 例[19]。据此推断，整个德国每年出现 5 000 有症状的新发病例。唾液腺结石疾病在女性和男性中所占比例大致相同[19, 89]。三大唾液腺的主要发病年龄在 30 ~ 50 岁[4, 54, 56]，腮腺结石患者平均年龄为 48 岁，比下颌下腺结石患者的年龄（平均 40 岁）大些[89]。

唾液腺结石的流行病学。

体外冲击波碎石术（extracorporeal shock wave lithotripsy，ESWL）是创伤很小的保留腺体的治疗方法之一，在应用技术和适应证方面都取得了重要进步和发展。相应的补充辅助方法，如介入唾液腺内镜等也已建立起来。

本篇旨在总结唾液腺疾病诊断和治疗的新方法，并指出其目前的重要意义。

解剖

原则上，唾液腺结石可发生在所有人的唾液腺中，并且大部分位于腺管内。结石多见于大的成对腺体，如腮腺、下颌下腺和舌下腺，很少见于数量繁多的小腺体。腮腺是最大的唾液腺。

唾液腺结石发生部位和概率。

它的导管（斯滕森氏管）越过咬肌，向内穿过颊肌，开口于上颌第二磨牙的颊黏膜处（图 1）。斯滕森氏管在腺门区的平均管径为 1.4 mm，在穿过颊肌时平均管径为 1.2 mm，在导管口处平均管径为 0.5 mm[95]。

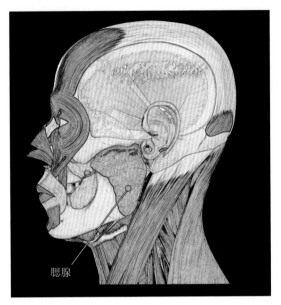

图 1　腮腺（译者绘制）

下颌下腺位于二腹肌和舌骨舌肌之间（图 2），它的外分泌管（华顿氏管）沿下颌舌骨肌（膝管）前行，穿过舌神经，在口腔底部开口于舌下肉阜。导管在腺门区与导管口之间的平均管径为 1.5 mm，在导管口的平均管径为 0.5 mm[95]。

舌下腺位于口底黏膜与下颌舌骨肌之间，在舌下襞处。它的导管或与华顿氏管汇合或单独开口于口腔[73]。

涎石症的成因

结石的成因不太可能是全身性或代谢性的[81, 89]，局部因素如外伤、导管扩张、炎症所致的狭窄，或分泌的涎液因华顿氏管自下而上走行，容易淤滞，因此易沉积为结石。这些结石或是有机物积聚在无机物核心上，或是无机物沉积在有机黏性基质中[25, 67, 73, 79, 80]。

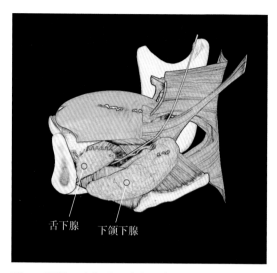

舌下腺　　下颌下腺

图 2　下颌下腺和舌下腺（译者绘制）

下颌下腺管沿下颌舌骨肌（膝管）前行，穿过舌神经，从口腔底部向上延伸，开口于舌下肉阜。

自主神经功能紊乱是形成结石的基础，随之而来的是唾液阻塞、炎症、抑制上皮堆积、黏多糖释放、羟磷灰石和其他无机盐沉积[16, 17, 67]。尽管 Sazama 经动物实验证实，在结石中可偶尔发现异物，异物引起唾液腺的细菌和病毒炎症可能是其形成结石的原因之一[11, 68, 70]。

哈里森提出了结石形成假说：唾液腺分泌减少促进了细胞内微结石的形成，同时促进了细菌进入外分泌管附近[26, 27]，微小结石不断嵌入导致实质内外分泌管分泌淤滞，组织学上导致局部梗阻性腺体萎缩。细菌可在这些区域引起炎症，从而导致邻近的外分泌管受压和腺实质萎缩。如果大的外分泌管因这种恶性循环而阻塞，就会导致唾液腺结石的形成。

结石成分、位置和大小

唾液腺结石由无机物和有机物组成，无论是同一块结石内还是不同的结石间，其在结构和形态上均有相当大的差异[3]。形式上分为均匀的和分层的，层状结石的中心由低密度的有机成分组成，均匀结构主要是包含各种矿物质的有机基质（图 3）。

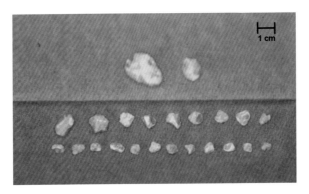

图 3　结石

涎石主要由磷脂复合物和细胞膜结构中的蛋白脂质等有机物构成[8, 9]，无机物主要由磷酸钙化合物（羟磷灰石、八钙磷酸盐、磷酸氢钙、楔石和方解石）组成。

此外，涎石中也发现了复合磷钙矿（磷酸镁）中的镁和硫，硫来源于唾液中黏蛋白和脱落的上皮细胞。此外，也检测到氟、钠、氯、钾、铁、铝、硅、铜、氯和锌[5, 12, 69, 83]。

无机物在下颌下腺结石中占主导地位（82%），而有机物更可能在腮腺结石中占主导地位（51%）[9, 12]。所有结石有机成分平均所占比例与结石大小成反比。

了解结石在相应导管系统中的位置对选择何种治疗方法至关重要，有 9%~10% 的下颌下腺结石位于实质内导管中，60% 位于腺门区，30% 位于远端导管[33]。

20% 的腮腺结石位于腺内导管，80% 位于腮腺管远端，多处或同时形成的结石比较少见。唾液腺结石的平均大小为 6~8 mm，迄今报道的最大的腮腺结石是 50 mm，最大的下颌下腺结石是 52 mm[30, 47, 59]。

临床表现

如果结石致唾液腺外分泌管部分或完全阻塞，在刺激唾液腺分泌后就会出现症状，肿胀和疼痛通常同时存在，或单纯出现肿胀（图4）。当分泌刺激停止后，症状通常缓慢消退[89]。

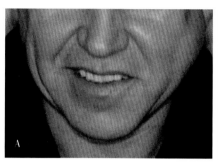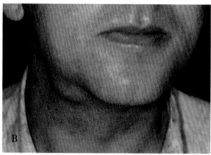

图4　涎石症的临床表现

A. 腮腺结石患者左侧腮腺明显肿胀；B. 进食时症状加重，此处可见右下颌下腺结石引起的明显肿胀，常具有提示性

诊断

如果唾液腺有任何原因不明的肿胀或化脓性涎腺炎，应考虑涎石症的可能。诊断前先对患者进行病史询问和临床检查（包括双合诊）。

作为无创、无辐射暴露、无需造影剂、价格低廉且应用广泛的检查，超声（5～12 MHz）被认为是首选方法（图5）。

1.5 mm 以上的结石引起的阻塞可以直接或间接地确定结石的位置和数量[91]。在 X 线照射下，考虑到低浓度无机物放射线不能穿透即不透明部分，下颌下腺的结石仅有 80%～95% 可见，腮腺结石仅有 60%～70% 可见[65, 78]。在牙科成像诊断中，通过这种方法偶然发现唾液腺结石，用传统的唾液造影术，几乎 100% 的病例都能观察到结石，然而，在患者感染或对造影剂不耐受的情况下禁用该技术[29, 66]。

CT 和数字体层摄影也可用于诊断涎石病，磁共振唾液腺导管造影

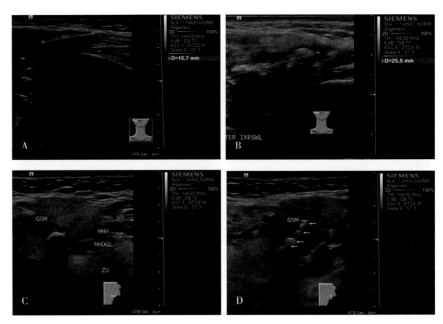

图 5　涎石症的超声图像

A. 位于右腮腺腺门区的结石约 16 mm 长，结石是远端阴影的回声反射。图像左侧是腮腺，右侧是咬肌，腺门区受到阻塞；B. 与 A 图结石一样，在 ESWL 后，结石的长度增加了，腺门区阻塞部分明显减少；C. 右下颌下腺结石在腺门深处，该处的首选治疗是 ESWL，因为这种位置的结石通常不容易通过导管口，ZU：舌头，MMH：舌骨肌，MHOGL：舌骨舌肌；D. 与 C 图结石一样，在 ESWL 后，显示腺体纵切面，并用箭头标记结石碎片部分，以便更好地观察

专门用于特殊情况，无需注入显影剂就能观察到结石和导管[42, 55]。过去几年的技术发展已经极大地改进了大唾液腺的内镜诊断，尤其对于仪器尺寸、成像质量和透光度方面。

治疗

以保留腺功能为治疗目标的去石术。

过去认为治疗涎石的首选方法是手术切除，因为长期阻塞后，腺实质会受到不可逆性损害[6, 74~77]。然而，早在 20 世纪 70 年代，闪烁成像术已经证明，大多数情况下，腺实质在结石取出后开始恢复[2, 60]。

诊断和治疗的程序。

目前，这些研究在因果基础上为达到治疗涎石症的目标——保留腺体的合理性奠定了基础。除了 ESWL 外，保留腺体还包括各种经口取石术，以及介入性唾液内镜检查或包括 ESWL 在内的多种方法的联合[40]。

根据文献和笔者中心的研究结果，患者按照指定的程序进行治疗（表 1）[40, 94]。

表 1　笔者治疗涎石症的程序

介入内镜检查	外分泌管可移动的结石
导管切开	华顿氏管的远端结石，腺门结石和下颌下腺接近腺门可触及的结石，通过内镜和超声来确定位置
ESWL	所有斯滕森氏管结石和不能通过内镜移除的腮腺结石，接近腺门和腺内的结石，下颌下腺不能触及的结石
腺体切除	慢性疾病

根据触诊、超声和内镜检查的结果，选择一种治疗方式（内镜下或经口取石、碎石术或多种方法的结合）：

| 单独内镜介入治疗适用于所有可移动的和内镜可到达的腮腺结石和下颌下腺结石，使用网篮或抓钳依次取出结石[51]。

| 经口取石，无论大小，从下颌下腺管到腺门的不可移动的结石都能被取出，该方法通常在局部麻醉下进行，没有什么大问题[88, 90]。由于存在导管狭窄的风险，很难经口取出腮腺管结石。

| ESWL 适用于不能被内镜取出的所有大小和位置的腮腺结石。结石碎裂是通过电磁式碎石机完成的，电磁式碎石机是专为唾液腺结石设计的（脉冲数 3 000，间隔至少 8 周，共治疗 1~4 次；Minilith，Storz 医疗公司，瑞士），治疗次数取决于患者的个人病情。ESWL 适用于接近腺门的下颌下腺结石，即在腺体内不能通过内镜或外科手段取出，且不超过 12 mm 的结石[39, 86]。

根据治疗后的结果和结石的位置，ESWL 常在介入治疗后与唾液内镜结合使用。在任何情况下，都要采取辅助措施，如腺体按摩、应用催涎剂、抗生素治疗（口服磺胺西林）和非甾体抗炎药（萘普生）以减轻充血。切除腺体首先是在当一个腺体中存在 3 个以上结石时，其次是在

尝试其它保留腺体治疗失败后采用。

腺体保留治疗方法

经口取出下颌下腺结石的方法

经口取出唾液腺结石的外科手术。

对下颌下腺管远端结石而言，通过简单的导管切开经口取出唾液腺结石在外科手术中并不复杂，对下颌下腺近端或腺门结石而言，取出结石有损伤舌神经的风险[18]。

与外科医生直接打开结石上方的黏膜或在近端探查导管的方法不同，完全切开华顿氏管显示舌神经是一种更安全的技术[90]，97% 的患者在局部麻醉下可以进行这种干预。

在导管切开的情况下，舌神经损伤的概率大大低于 1%，不比腺体切除术高。术后发生导氏管狭窄的比例占 2%。因此，该技术总并发症的发生率并不高于手术切除腺体[60]。

唾液腺结石体外碎石术

ESWL 治疗唾液腺结石的历史。

1986 年，首次报道了使用体外液电式（Dornier HM3）碎石机治疗唾液腺结石[58]，该研究利用了一个大的（1.5 cm × 0.5 cm）已从下颌下腺腺门切除的涎石，将结石放置在一个装满水的塑料袋里，浸泡在充满水的肾碎石机的水槽中。在 X 线定位下，聚焦结石并连续冲击 50 次，记录碎石过程。然而，学者继续指出，现有的碎石机需要改进以利于治疗患者，他们意识到可能的并发症，希望避开下颌骨的同时确保精确聚焦。

进一步的体外病例报告使用了电磁式碎石机（Siemens 碎石机）[10]，实验的目的是决定是否可能给患者选择一个合适的体位使结石碎裂而不损害周围结构。虽然可以保护眼、大脑和喉部，但不可能保护牙齿。

第一台具有小聚焦范围的压电式碎石机是由德国公司制造的。一方面，与液电式和电磁式相比，该系统拥有更高的聚焦获得熵 G，G 是指聚焦范围内最大压力与发射源最大压力之比 [34]。

当 $G<20$ 时，患者通常需要麻醉，因为相对大能量的冲击波直接发射到表面。另一方面，压电系统的聚焦范围非常小，因此预期降低周围组织损害是可能的。在这些前提条件下，进行了冲击波治疗唾液腺结石相应的体内外实验，之后，唾液腺结石碎石术才用于人体 [32-34]。

压电式冲击波对 100 块唾液腺结石进行体外实验，80% 的结石能够完全碎裂。完全碎裂是指所有碎片最大直径 <1.5 mm，这样的大小预计能通过导管自行排出，后来的解剖检查也证实了这一假说 [95]。

结石的矿物组成、大小、质量和体积均不影响其破碎性。随着结石的增大，需要更多的冲击波才能使其完全裂解。后来根据碎裂率和治疗时间，证明冲击波每次治疗约 3 000 次是切实可行的。

进一步做了人体组织体外研究和兔子体内研究去探究冲击波对组织产生的急慢性损伤，结果表明，实验中不管冲击波的脉冲强度如何，仅会导致组织中由于小血管破裂引起的轻微出血，不会对组织造成永久损伤。然而，将冲击波有针对性地应用于眼，会对人脑产生临床和形态学改变 [32, 34]。

在随后的研究中，土耳其工作团队对兔子腮腺冲击 1 000 次（18 KV；Multimed Lithotripter，Elmed Co.），他们发现，与对照组相比，治疗组的组织中脂质氧化增加，抗氧化酶活性下降 [46]，受试动物的面神经电解质浓度也发生了变化，但没有产生相关的临床后果。

基于这些结果，假设患者在超声的定位下位置精确且安全，当使用具有相对较小聚焦范围和上述提到的物理特征的冲击波对唾液腺结石进行碎石时，不会出现副作用。对于唾液腺结石碎石术的临床应用，基本上已证明两种系统是合适的，一种是压电式系统 "Piezolith"（德国，Richard Wolf，Knittlingen），另一种是电磁式系统 "Minilith"（瑞士，Storz Medical）。

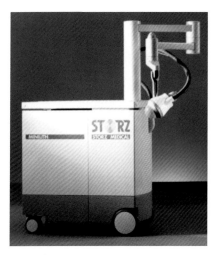

图 6　体外冲击波装置应用于唾液腺结石碎石示例：Minilith SL1（Storz Medical AG）

　　使用压电式 ESWL 系统时，水道的隔离采用密封不透水的乳胶膜，在治疗过程中，可以通过增加压力来提高膜的厚度，以便患者能够舒适地直接躺在设备上这种柔软的枕头状结构上。当寻找结石时，冲击波发生器可以在三个水平面移动，利用超声监测将涎石置于冲击波聚焦范围内。冲击波的重复脉冲频率在 1 ~ 2.5 Hz，有 3 个调节档位。在唾液腺碎石中，聚焦范围内最大压力约为 80 MPa[35, 36, 85, 87]。同时，电磁式 ESWL 系统"Minilith"由一个微型发电机构成，它连接在一个关节臂上，可以在任何空间维度上进行调节。整个系统可以在滚轮上移动——这种结构允许患者在不同的位置进行碎石[45, 63, 94]。用于定位结石的超声系统和小型水道隔离装置相结合，可使冲击波强度增加到 8 级以上。

　　两种碎石机的比较研究中，体外实验结果和临床结果没有明显差异[7]。在动物研究中，仅压电式系统应用于面部区域，本质上电磁式系统也可应用于上述部位[32, 34, 85]。在此期间，冲击波应用于成千上万的患者身上，未发现有任何一例牙齿或骨受损的迹象。

通过确定病灶范围和定位操作，实现应用 ESWL 对组织的保护。

患者信息，准备和实施碎石术，术后护理

在冲击波应用于头部和颈部前，所有患者都被告知有以下基本风险：

⏐ 出血及血肿形成，皮肤瘀斑；
⏐ 感染，脓肿形成；
⏐ 一些必要的治疗，包括腺体切除术；
⏐ 听力减退、耳鸣；
⏐ 对牙齿和眼的潜在损害（在适应证选择不正确的情况下）。

ESWL 禁忌：腺体急性炎症以及心脏起搏器[41]。相对禁忌：凝血功能障碍或口服抗凝剂。

在冲击波治疗前及治疗后 1 h 和 1 d 进行常规 B 超检查。同时，在治疗前和治疗后 24 h 对所有患者进行纯音听力测定，以明确可能存在与治疗相关的听力损伤[71]。对疼痛非常敏感的患者，在治疗前可以口服止痛药。对 10 岁以下的儿童，在全身麻醉下治疗[37]。

把结石置于聚焦范围前，外耳道佩戴护耳器，以保护内耳免受冲击波产生的声音创伤[32, 34]。当然，这并不能阻止通过骨骼传导。研究表明，使用 Minilith SL1（Storz Medical）不能引起患者和治疗师的听力损害[22]。在距离声源 2 m 到 5 cm 的地方，通过空气传播的音量是 68 ~ 80 dB，而直接在传感器前的音量是 90 ~ 116 dB。结果提示，在使用过程中，软组织中的音量至少降低 36 dB，因此不会超过 80 dB。临床中，在 700 次的治疗中，有 3 次在声音强度较高的治疗中，患者出现暂时性听觉障碍（<0.4%）。

在超声定位结石后，冲击波应用首先从最低强度开始，在连续的影像监测并适当增加强度下，应用的最大脉冲数为压电式 3 000 个脉冲、电磁式 1 300 到 7 500 个脉冲[33, 43, 45, 63]。笔者通常使用电磁式治疗，脉冲数为 3 000 次[94]（表 2）。

随着强度的增加，ESWL 应用至最大脉冲数。

随着强度的增加，ESWL 应用至最大脉冲数。

表 2　ESWL 治疗唾液腺结石方案

治疗次数	3～5 次
治疗间隔	6～8 周
头部能量	3～6 个能级，即 0.40～0.78 mJ/mm^2
每次治疗脉冲数	3 000～3 500
频率	1～2 Hz

如果结石由于完全碎裂而不能在超声下显示，或者由于患者不够配合而不能有序地进行冲击波疗法，将提前终止治疗。

如果一个唾液腺结石被冲击波击碎，必须确保它的残余随后可以通过天然腺体导管排出。这个过程可以由患者及主治医生辅助进行，所有患者在治疗当天及治疗后 2 d 预防性口服抗生素和消炎治疗。

催涎剂和坚持按摩腺体确保唾液的持续流动，以及扩张正常出口均有助于结石通过导管最狭窄处。如果在导管远端近腺门处触及碎片或超声检测出个别碎片，可尝试通过介入式唾液内镜取出。在首次治疗后2～4 个月，如果症状仍然存在，并且超声仍能检测到残余结石，则进行第 2 次或第 3 次治疗。

ESWL 的治疗效果和适应证

很明显，腮腺结石的治疗效果优于下颌下腺结石[31, 35, 36]。Escudier等人对 78 例下颌下腺结石患者和 96 例腮腺结石患者进行了前瞻性研究：36% 的下颌下腺和 61% 的腮腺患者无结石，另外的 37% 或 31% 的无症状患者有小结石残留[20]。

这些数据证实了早期研究的结果：ESWL 的成功率取决于结石的位置和大小。笔者认为，这两个参数对结果来说都是重要且独立的因素。然而，在另一项多变量分析中，只认为结石的最大直径是一个重要因素[20]。冲击波的能量和脉冲数呈现正向趋势，但没有显著性差异

（*P*<0.1），即总能量越大，脉冲数越多，能看到越多的结石碎片。患者的年龄、性别和治疗前症状的持续时间不会对结果产生影响。

此外，从体外碎石术和经口取石术的研究中得知，下颌下腺的结石与周围组织的黏附性更强，因此更不易移动，也更难取石[40, 41, 86, 90]。假设取石率受结石与周围结构关系的影响，则可以解释为什么冲击波治疗下颌下腺结石的成功率要远低于腮腺结石[41]。

导管的自下而上走行以及下颌下腺分泌过多的黏液，更容易促进外分泌管结石的"嵌塞"。

在笔者自己的患者中，94% 的下颌下腺结石病例和 83% 的腮腺结石病例达到治疗目标，即结石消失或无症状[93, 94]。后者结果与他人结果一致，他们报道了体外冲击波治疗腮腺结石后无结石或无症状率为 53% ~ 80%，和笔者使用压电式冲击波的长期结果一致[1, 28, 31, 35, 36, 41, 44, 45, 64, 82, 84]。

迄今最大的回顾性多中心研究共评估了 4 691 名使用保留腺体方法治疗的患者[38]。其中以 ESWL 为首选治疗方案的患者有 2 102 例，包括 1 364 例下颌下腺结石患者和 738 例腮腺结石患者。总体上来看，50.9% 的患者结石消失（下颌下腺占 41%，腮腺占 70%）。在另外 26% 的病例中，所有腺体的症状都有所改善。整体上来看，33% 的患者接受了进一步的微创治疗，2 102 例患者中仅 110 例（5.2%）需要手术切除腺体。

结石消失后复发的病例约不到 5%，相对较少。这是值得注意的，因为体外冲击波疗法并不能治疗结石病因，而只能治疗由此产生的结石。毫无疑问，在碎石术后，唾液能从碎片处分泌至腺门，即使结石仍然存在，患者症状却消失了[41, 64]。尽管个别患者结石碎裂，但结石并未消失的现象可用相应腺体导管的嵌塞程度来解释。

由于结石直径、结石单发或多发、接受的前期治疗以及受影响腺体的功能状态等信息往往不完整，很难直接比较不同作者的结果。

如上所述，笔者治疗下颌下腺结石的最新效果较文献报道的更

ESWL 的成功率取决于结石的位置。

好 [14, 93, 94]。原因可能是患者在初步检查后，笔者根据不同的治疗方式对患者进行分类，只有患者在不能通过经口取石或唾液内镜进行初步治疗的情况下，才考虑 ESWL。此外，下颌下腺结石的平均大小不重要，一般小于腮腺结石。

很难将 ESWL 与唾液内镜和其他技术效果进行比较，因为这些技术对涎石病的扩展研究已有 10 余年 [50, 57, 61]。介入性涎腺内镜检查是治疗小而易动的结石的首选方法 [62, 93]。

下颌下腺结石最常见的治疗方法是经口取石（93%），下颌下腺的结石 90% 以上位于远端导管至腺门区域 [89]。无论结石大小，这些位置都是经口取石的理想指征（成功率在 86% ~ 90%）[13, 90, 93]。

总结

ESWL 仍然非常重要，特别是对腮腺结石和某些下颌下腺结石的治疗。事实上到目前为止，由于缺乏 FDA 的批准，这种方法只被欧洲接受。即使在引进唾液腺内镜和其他替代技术后，无论单独或联合使用，它都仍是保护腺体和功能的重要工具。

（姜冬蕾）

参考文献

1. **Aidan, P., De Kerviler, E., LeDuc, A., Monteil, J.P.:** Treatment of salivary stones by extracorporeal lithotripsy. Am J Otolaryngol. 1996; 17(4): 246–50.

2. **Akker van der H.P, B.S.:** Sequential szintigraphy of the salivary glands with special reference to the oral cavity. Int J Oral Surg. 1974; 3: 321–5.

3. **Anneroth, G., Eneroth, C.M., Isacsson, G.:** Crystalline structure of salivary calculi. A microradiographic and microdiffractometric study. J Oral Pathol. 1975; 4(5): 266–72.

4. **Antoniadis, D., Mendonidou, L., Papanayotou, P., Trigonidis, G.:** [Clinical study of sialolithiasis. Findings from 100 cases]. Hell Stomatol Chron. 1989; 33(4): 245–51.

5. **Azuma, T.:** [Electron microprobe analysis of salivary calculus]. Shigaku. 1973; 61(1): 124–64.

6. **Beahrs, O.H., Woolner, L.B.:** Surgical treatment of diseases of salivary glands. J Oral Surg. 1969; 27(2): 119–28.

7. **Benzel, W. Z.J., Iro, H.:** Vergleich verschiedener Stoßwellensysteme zur extrakorporalen Lithotripsie von Submandibularissteinen. 66. Jahresversammlung der Deutschen Gesellschaft für HNO-Heilkunde, Kopf- und Halschirurgie, Karlsruhe. 1995.

8. **Boskey, A.L., Boyan-Salyers, B.D., Burstein, L.S., Mandel, I.D.:** Lipids associated with mineralization of human submandibular gland sialoliths. Arch Oral Biol. 1981; 26(10): 779–85.

9. **Boskey, A.L., Burstein, L.S., Mandel, I.D.:** Phospholipids associated with human parotid gland sialoliths. Arch Oral Biol. 1983; 28(7): 655–7.

10. **Brouns, J.J., Hendrikx, A.J., Bierkens, A.F.:** Removal of salivary stones with the aid of a lithotriptor. J Craniomaxillofac Surg. 1989; 17(7):.329–30.

11. **Burgoyne, J.R.:** Sialolithiasis. J Oral Surg. 1948; 6: 719–25.

12. **Burnstein, L.S., Boskey, A.L., Tannenbaum, P.J., Posner, A.S., Mandel, I.D.:** The crystal chemistry of submandibular and parotid salivary gland stones. J Oral Pathol. 1979; 8(5): 284–91.

13. **Capaccio, P., Clemente, I.A., McGurk, M., Bossi, A., Pignataro, L.:** Transoral removal of hiloparenchymal submandibular calculi: a long-term clinical experience. Eur Arch Otorhinolaryngol. 2011; 268(7): 1081–6.

14. **Capaccio, P., Torretta, S., Pignataro, L.:** Extracorporeal lithotripsy techniques for salivary stones. Otolaryngol Clin North Am. 2009; 42(6): 1139–59, Table of Contents.

15. **Coleman, A., Saunders, J.:** Comparison of extracorporeal shockwave lithotripters. Lithotripsy II. 1987; 121–35.

16. **Dechaume, M. B.M.:** Payen J La lithiase sousmaxillaire. Presse medicale. 1952; 60: 908–12.

17. **Dechaume, M. G.M., Bonneaux, M., Payen, J., Massoud, E.:** Sur la lithiase parotidienne. Rev Stomatol Chir Maxillofac. 1961; 62: 313–6.

18. **Epker, B.N.:** Obstructive and inflammatory diseases of the major salivary glands. Oral Surg Oral Med Oral Pathol. 1972; 33(1): 2–27.

19. **Escudier, M.P., McGurk, M.:** Symptomatic sialoadenitis and sialolithiasis in the English population, an estimate of the cost of hospital treatment. Br Dent J. 1999; 186(9): 463–6.

20. **Escudier, M.P., Brown, J.E., Putcha, V., Capaccio, P., McGurk, M.:** Factors influencing the outcome of extracorporeal shock wave lithotripsy in the management of salivary calculi. Laryngoscope. 2010; 120(8): 1545–9.

21. **Eun, Y.G, Chung, D.H, Kwon, K.H.:** Advantages of intraoral removal over submandibular gland resection for proximal submandibular stones: a prospective randomized study. Laryngoscope. 2010; 120(11): 2189–92.

22. **Fritsch, M.H.:** Decibel levels during extracorporeal lithotripsy for salivary stones. J Laryngol Otol. 2008; 122(12): 1305–8.

23. **Fritsch M.H.:** Algorithms for treatment of salivary gland obstructions without access to extracorporeal lithotripsy. Otolaryngol Clin North Am. 2009; 42(6): 1193–7, Table of Contents.

24. **Guerre, A., Katz, P.:** [Extracorporeal shockwave lithotripsy (ESWL) for salivary gland stones: a retrospective study of 1571 patients]. Rev Stomatol Chir Maxillofac. 2011; 112(2): 75–9.

25. **Haring, J.I.:** Diagnosing salivary stones. J Am Dent Assoc. 1991; 122(5): 75–6.

26. **Harrison, J.D., Epivatianos, A., Bhatia, S.N.:** Role of microliths in the aetiology of chronic submandibular sialadenitis: a clinicopathological investigation of 154 cases. Histopathology. 1997; 31(3): 237–51.

27. **Harrison, J.D.:** Causes, natural history, and incidence of salivary stones and obstructions. Otolaryngol Clin North Am. 2009; 42(6): 927–47.

28. **Hessling, K.H, S.R,, Luckey, R., Gratz, K., Qaiyumi, S.A., Allhoff, E.P.:** The therapeutic value of ambulatory extracorporeal shockwave lithotripsy of salivary calculi. Results of a prospective study. Laryngorhinootologie. 1993; 72: 109–15.

29. **Hohmann, D., Landwehr, P.:** [Clinical value of sialography in digital and conventional imaging technique]. HNO .1991; 39(1): 13–7.

196

30. **Hubar, J.S., Guggenheimer, J., Evan, M.:** "Megalith". Oral Surg Oral Med Oral Pathol. 1990; 70(2): 245.

31. **Iro, H. Z.J., Benzel, W., Hosemann, W.G., Hochberger, J., Ell, C.:** Experimentelle Untersuchungen zur Laser-Lithotripsie von Speichelsteinen. Lasermedizin. 1992; 8:110.

32. **Iro, H. W.B., Benzel, W., Zenk, J., Meier, J., Nitsche, N., Wirtz, PM., Ell, C.:** Gewebereaktionen unter Applikation von piezoelektrischer Stoßwellen zur Lithotripsie von Speichelsteinen. Laryngorhinootologie. 1990; 69: 102–7.

33. **Iro, H., Nitsche, N., Meier, J., Wirtz, P.M., Ell, C.:** Piezoelectric shock wave lithotripsy of salivary gland stones: an in vitro feasibility study. J Lithotr Stone Dis. 1991; 3(3): 211–6.

34. **Iro, H. S.T., Nitsche, N., Waitz, G., Ell, C.:** Extrakorporale Lithotripsie von Speichelsteinen. Erste klinische Erfahrungen. HNO. 1990; 38: 251–5.

35. **Iro, H., Schneider, H.T., Fodra, C., Waitz, G., Nitsche, N., Heinritz, H.H., Benninger, J., Ell, C.:** Shockwave lithotripsy of salivary duct stones. Lancet. 1992; 339(8805): 1333–6.

36. **Iro, H., Waitz, G., Nitsche, N., Benninger, J., Schneider, T., Ell, C.:** Extracorporeal piezoelectric shock-wave lithotripsy of salivary gland stones. Laryngoscope. 1992; 102(5): 492–4.

37. **Iro, H. Z.J., Waldfahrer, F., Benzel, W.:** Aktueller Stand minimal invasiver Behandlungsverfahren bei der Sialolithiasis. HNO. 1996; (44): 78–84.

38. **Iro, H., Zenk, J., Escudier, M.P., Nahlieli, O., Capaccio, P., Katz, P., Brown, J., McGurk, M.:** Outcome of minimally invasive management of salivary calculi in 4,691 patients. Laryngoscope 2009; 119(2): 263–8.

39. **Iro, H., Zenk, J., Hornung, J., Schneider, T., Ell, C.:** [Long-term results of extracorporeal peizoelectric shock wave lithotripsy of parotid stones]. Dtsch Med Wochenschr. 1998; 123(40): 1161–5.

40. **Iro, H., Zenk, J., Koch, M.:** [Modern concepts for the diagnosis and therapy of sialolithiasis]. HNO. 2010; 58(3): 211–7.

41. **Iro, H., Zenk, J., Waldfahrer, F., Benzel, W., Schneider, T., Ell, C.:** Extracorporeal shock wave lithotripsy of parotid stones. Results of a prospective clinical trial. Ann Otol Rhinol Laryngol. 1998; 107(10 Pt 1): 860–4.

42. **Jungehulsing, M., Fischbach, R., Schroder, U., Kugel, H., Damm, M., Eckel, H.E.:** Magnetic resonance sialography. Otolaryngol Head Neck Surg.1999; 121(4): 488–94.

43. **Kater, W. R.R., Meyer, W.W., Liermann, D., Wehrmann, T.:** Ambulante extrakorporale Stoßwellenlithotripsie von Speichelsteinen als neues nichtinvasives Behandlungskonzept. Dtsch Z Mund Kiefer Gesichtschir .1990; 14: 216–20.

44. **Kater, W., Meyer, W.W., Wehrmann, T., Hurst, A., Buhne, P., Schlick, R.:** Efficacy, risks, and limits of extracorporeal shock wave lithotripsy for salivary gland stones. J Endourol. 1994; 8(1): 21–4.

45. **Katz, P.:** Nouvelle approche therapeuticdes calculus salivaires: la lithotrypsie extra corporelle-A propos des 200 cases. Rev Stomatol Chir Maxillofac. 1998; 99 Suppl 1: 109–11.

46. **Kavak, S., Garca, M.F., Gecit, I., Meral, I., Cengiz, N., Demir, H.:** Effects of extracorporeal shock-wave lithotripsy directed at the parotid gland on oxidative stress parameters and some trace element levels in facial nerve of rats. Muscle Nerve. 2012; 45(4): 562–6.

47. **Kesse, W.K., Shehab, Z.P., Courteney-Harris, R.:** A megalith of the parotid salivary gland. J Laryngol Otol. 1998; 112(8): 784–5.

48. **Koch, M., Iro, H., Zenk, J.:** Role of sialoscopy in the treatment of Stensen's duct strictures. Ann Otol Rhinol Laryngol. 2008; 117(4): 271–8.

49. **Koch, M., Iro, H., Zenk, J.:** Sialendoscopy-based diagnosis and classification of parotid duct stenoses. Laryngoscope. 2009; 119(9): 1696–703.

50. **Koch, M., Zenk, J., Bozzato, A., Bumm, K., Iro, H.:** Sialoscopy in cases of unclear swelling of the major salivary glands. Otolaryngol Head Neck Surg. 2005; 133(6): 863–8.

51. **Koch, M., Zenk, J., Iro, H.:** Algorithms for treatment of salivary gland obstructions. Otolaryngol Clin North Am. 2009; 42(6): 1173–92.

52. **Koch, M., Iro, H., Klintworth, N., Psychogios, G., Zenk, J.:** Results of minimally invasive gland-preserving treatment in different types of parotid duct stenosis. Arch Otolaryngol Head Neck Surg. 2012; 138(9): 804–10.

53. **Koch, M., Iro, H., Kunzel, J., Psychogios, G., Bozzato, A., Zenk, J.:** Diagnosis and gland-preserving minimally invasive therapy for Wharton's duct stenoses. Laryngoscope 2012; 122(3): 552–8.

54. **Levy, D.M., Remine, W.H., Devine, K.D.:** Salivary gland calculi. Pain, swelling associated with eating. JAMA. 1962; 181: 1115–9.

55. **Lomas, D.J., Carroll, N.R., Johnson, G., Antoun, N.M., Freer, C.E.:** MR sialography. Work in progress. Radiology. 1996; 200(1): 129–33.

56. **Lustmann, J., Shteyer, A.:** Salivary calculi: ultrastructural morphology and bacterial etiology. J Dent Res. 1981; 60(8): 1386–95.

57. **Marchal, F., Dulguerov, P., Becker, M., Barki, G., Disant, F., Lehmann, W.:** Specificity of parotid sialendoscopy. Laryngoscope 2001; 111(2): 264–71.

58. **Marmary, Y.:** A novel and non-invasive method for the removal of salivary gland stones. Int J Oral Maxillofac Surg 1986; 15(5): 585–7.

59. **Maskow, H.:** [Unusual concrement in the submandibular gland (author's transl)]. Laryngol Rhinol Otol (Stuttg). 1976; 55(3): 237–8.

60. **McGurk, M., Prince, M.J., Jiang, Z.X., King, T.A.:** Laser lithotripsy: a preliminary study on its application for sialolithiasis. Br J Oral Maxillofac Surg. 1994; 32(4): 218–21.

61. **Nahlieli, O., Baruchin, A.M.:** Long-term experience with endoscopic diagnosis and treatment of salivary gland inflammatory diseases. Laryngoscope 2000; 110(6): 988–93.

62. **Nahlieli, O., Nakar, L.H., Nazarian, Y., Turner, M.D.:** Sialoendoscopy: A new approach to salivary gland obstructive pathology. J Am Dent Assoc. 2006; 137(10): 1394–400.

63. **Ottaviani, F., Capaccio, P., Campi, M., Ottaviani, A.:** Extracorporeal electromagnetic shock-wave lithotripsy for salivary gland stones. Laryngoscope. 1996; 106(6): 761–4.

64. **Ottaviani, F., Capaccio, P., Rivolta, R., Cosmacini, P., Pignataro, L., Castagnone, D.:** Salivary gland stones: US evaluation in shock wave lithotripsy. Radiology. 1997; 204(2): 437–41.

65. **Perrotta, R.J., Williams, J.R., Selfe, R.W.:** Simultaneous bilateral parotid and submandibular gland calculi. Arch Otolaryngol 1978; 104(8): 469–70.

66. **Pfeiffer, K.:** Gegenwärtiger Stand und Stellenwert der Sialographie. Radiologe. 1987; 27: 248–54.

67. **Rauch, S. G.R.:** Diseases of the salivary glands. Oral pathology. St-Louis. Mosby. 1970; 962.

68. **Redon, H.X.:** Chirurgie des glandes salivaires. Masson et Cie, Editeurs. Paris. 1955.

69. **Sakae, T., Yamamoto, H., Hirai, G.:** Mode of occurrence of brushite and whitlockite in a sialolith. J Dent Res. 1981; 60(4): 842–4.

70. **Sazama, L.:** Nemoci´slinných zlaz. Statni zdratvotnickè nakladelstvi. Prag. 1981.

71. **Schlick, R.W. H.K., Djamilian, M.H., Luckey, R., Kuczyk, M., Allhoff, E.P.:** ESWLTM in Patients suffering from Sialolithiasis. MIT. 1993; 2: 129–33.

72. **Schmitz, S., Zengel, P., Alvir, I., Andratschke, M., Berghaus, A., Lang, S.:** Long-term evaluation of extracorporeal shock wave lithotripsy in the treatment of salivary stones. J Laryngol Otol. 2008; 122(1): 65–71.

73. **Seifert, G. M.A., Haubrich, J., Chilla, R.:** Speicheldrüsenkrankheiten. Thieme Verlag. Stuttgart. 1984; 91–7.

74. **Seward, G.R.:** Anatomic surgery for salivary calculi. II. Calculi in the anterior part of the submandibular duct. Oral Surg Oral Med Oral Pathol. 1968; 25(3): 287–93.

75. **Seward, G.R.:** Anatomic surgery for salivary calculi. 3. Calculi in the posterior part of the submandibular duct. Oral Surg Oral Med Oral Pathol. 1968; 25(4): 525–31.

76. **Seward, G.R.:** Anatomic surgery for salivary calculi. IV. Calculi in the intraglandular part of the submandibular duct. Oral Surg Oral Med Oral Pathol. 1968; 25(5): 670–8.

77. **Seward, G.R.:** Anatomic surgery for salivary calculi. V. Calculi in the extraglandular part of the parotid duct. Oral Surg Oral Med Oral Pathol. 1968; 25(6): 810–6.

78. **Suleiman, SI., Hobsley, M.:** Radiological appearances of parotid duct calculi. Br J Surg. 1980; 67(12): 879–80.

79. **Tholen, E.F.:** Sialolithiasis. J Oral Surg.1949; 7: 63.

80. **Topazian, R.G. G.M.:** Infections of the salivary glands. Oral and maxillofacial infections. ed 2. Philadelphia. PA Saunders. 1987; 248–57.

81. **Wakely, C.:** The formation of salivary calculi and their treatment. Lancet. 1929; 6: 708–11.

82. **Wehrmann, T., Kater, W., Marlinghaus, E.H., Peters, J., Caspary, W.F.:** Shock wave treatment of salivary duct stones: substantial progress with a minilithotripter. Clin Investig. 1994; 72(8): 604–8.

83. **Yamamoto, H., Sakae, T., Takagi, M., Otake, S., Hirai, G.:** Weddellite in submandibular gland calculus. J Dent Res. 1983; 62(1): 16–9.

84. **Yoshizaki, T., Maruyama, Y., Motoi, I., Wakasa, R., Furukawa, M.:** Clinical evaluation of extracorporeal shock wave lithotripsy for salivary stones. Ann Otol Rhinol Laryngol. 1996; 105(1): 63–7.

85. **Zenk, J. Iro H.:** Die Sialolithiasis und deren Behandlung. Laryngo-Rhino-Otol. 2001; (80): 115–36.

86. **Zenk, J., Bozzato, A., Winter, M., Gottwald, F., Iro, H.:** Extracorporeal shock wave lithotripsy of submandibular stones: evaluation after 10 years. Ann Otol Rhinol Laryngol. 2004; 113(5): 378–83.

87. **Zenk, J, Iro, H.:** New Modalities in the management of human sialolithiasis. MIT. 1994; 3: 275–84.

88. **Zenk, J., Constantinidis, J., Al-Kadah, B., Iro, H.:** Transoral removal of submandibular stones. Arch Otolaryngol Head Neck Surg. 2001; 127(4): 432–6.

89. **Zenk, J., Constantinidis, J., Kydles, S., Hornung, J., Iro, H.:** [Clinical and diagnostic findings of sialolithiasis]. HNO. 1999; 47(11): 963–9.

90. **Zenk, J., Gottwald, F., Bozzato, A., Iro, H.:** [Submandibular sialoliths. Stone removal with organ

preservation]. HNO. 2005; 53(3): 243–9.

91. **Zenk, J., Iro, H., Klintworth, N., Lell, M.:** Diagnostic imaging in sialadenitis. Oral Maxillofac Surg Clin North Am. 2009; 21(3): 275–92.

92. **Zenk, J., Koch, M., Iro, H.:** Extracorporeal and intracorporeal lithotripsy of salivary gland stones: basic investigations. Otolaryngol Clin North Am 2009;42(6):1115–37, Table of Contents.

93. **Zenk, J., Koch, M., Klintworth, N., Konig, B., Konz, K., Gillespie, M.B., Iro, H.:** Sialendoscopy in the diagnosis and treatment of sialolithiasis: a study on more than 1000 patients. Otolaryngol Head Neck Surg. 2012; 147(5): 858–63.

94. **Zenk, J., Koch, M., Mantsopoulos, K., Klintworth, N., Schapher, M., Iro, H.:** [The significance of extracorporeal shock wave lithotripsy in sialolithiasis therapy]. HNO. 2013; 61(4): 306–11.

95. **Zenk, J., Zikarsky, B., Hosemann, W.G., Iro, H.:** [The diameter of the Stenon and Wharton ducts. Significance for diagnosis and therapy]. HNO. 1998; 46: 980–5.